U0214479

非药物分娩镇痛
临床实用手册

余桂珍　钟文彬　黄雪群　主编

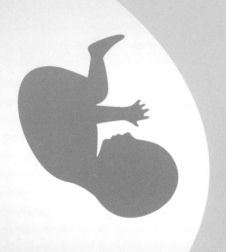

SPM　广东科技出版社
南方传媒　全国优秀出版社

· 广州 ·

图书在版编目（CIP）数据

非药物分娩镇痛临床实用手册 / 余桂珍，钟文彬，黄雪群主编. —广州：广东科技出版社，2022.9
ISBN 978-7-5359-7904-9

Ⅰ.①非… Ⅱ.①余… ②钟… ③黄… Ⅲ.①分娩—止痛—手册 Ⅳ.①R714.305-62

中国版本图书馆CIP数据核字（2022）第133292号

非药物分娩镇痛临床实用手册
FEI YAOWU FENMIAN ZHENTONG LINCHUANG SHIYONG SHOUCE

出 版 人：严奉强
责任编辑：曾永琳 李 芹
装帧设计：友间文化
责任校对：李云柯 廖婷婷
责任印制：彭海波
出版发行：广东科技出版社
（广州市环市东路水荫路11号 邮政编码：510075）
销售热线：020-37607413
http://www.gdstp.com.cn
E-mail：gdkjbw@nfcb.com.cn
经 销：广东新华发行集团股份有限公司
印 刷：广州一龙印刷有限公司
（广州市增城区荔新九路43号1幢自编101房 邮政编码：511340）
规 格：787 mm×1 092 mm 1/16 印张14 字数280千
版 次：2022年9月第1版
2022年9月第1次印刷
定 价：98.00元

如发现因印装质量问题影响阅读，请与广东科技出版社印制室联系调换（电话：020-37607272）。

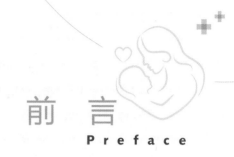

前　言
Preface

　　分娩镇痛是现代文明产科的标志，也是每一位产妇、胎儿的权利。分娩镇痛可增强产妇自然分娩的信心，是保护、支持自然分娩的适宜技术。随着对分娩镇痛的研究与开展，非药物镇痛因其安全性被倡导自然分娩者广为推崇。非药物镇痛的方法多种多样，但目前国内并没有系统化的教材进行指导，这使得助产服务人员没法及时得到更专业、更前沿的临床实践指引。

　　《非药物分娩镇痛临床实用手册》是笔者根据国内外非药物镇痛技术的最新进展，结合10余年的实际非药物镇痛技术应用的临床实践，以及到全国百所不同级别医院与同行们交流的体验撰写而成。本书将循证依据与临床实践进行结合，力求为医务人员、导乐人员及生育教育工作者提供系统、完善、图文并茂的非药物分娩镇痛技术指引，从而提升实际工作能力，帮助产妇缓解分娩疼痛，提高分娩的舒适度与分娩的幸福感，促进正常分娩。本书还配有100余幅图片，适合产科医生、助产士、产科护士、导乐人员、生育教育工作者临床应用，也可作为医学院校老师及学生的参考书。

　　《非药物分娩镇痛临床实用手册》主要内容由14个章节组成，介绍了分娩镇痛的起源与发展现状，以及导乐陪伴分娩、分娩球、水疗、按摩、芳香疗法、体位与运动、生育舞蹈、音乐催眠、热敷与冷敷、穴位按压、经皮神经电刺激、呼吸法、墨西哥围巾等非药物分娩镇痛方式。本书突出了实用性原则，每一项技能都围绕其作用、适用范围及具体的操作方法进行撰写，力求让读者能够真切地掌握到该项技能。

　　本书在编写过程中，借鉴了许多产科护理与疼痛管理的相关书籍与资料文献，得到了广东省东莞市妇幼保健院领导的大力支持与悉心指导，谨致谢意！

　　由于撰写时间仓促，水平有限，本书可能存在疏漏与不妥之处，诚请广大读者、同行不吝赐教。

编者

2022年2月

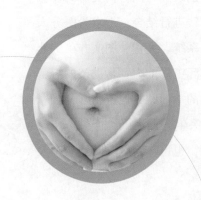

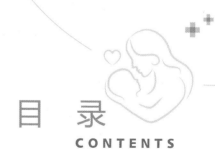

目 录
CONTENTS

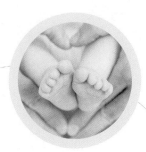

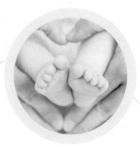

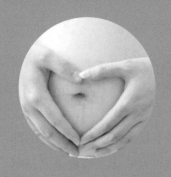

第一章

概　　述

1979年，国际疼痛研究协会对疼痛进行了定义。疼痛是一种令人不愉快的感觉和情绪上的感受，伴随着现有的或潜在的组织损伤。疼痛由两部分组成，分别是感觉（疼痛的强度）部分和认知情感（不愉快、痛苦）部分。因此，疼痛是高度抽象和主观的，对于分娩疼痛不仅要解决疼痛感觉的部分，产妇疼痛的认知情感部分更应该被关注，这也是临床上药物镇痛忽略的部分。

一、分娩疼痛的概念

分娩疼痛是指在分娩过程中产生复杂的、主观的、多维度的感官刺激反应。分娩疼痛包括子宫收缩痛、宫颈扩张痛及盆底扩展痛，进一步的疼痛来自腹膜和盆腔韧带。虽然分娩疼痛并非疾病所引起，但分娩时的疼痛常会令产妇产生恐惧。大部分产妇认为分娩疼痛是其经历过最严重的疼痛，甚至会在分娩后永久性改变疼痛阈值。分娩疼痛的医学疼痛指数仅次于烧伤痛，位居第2位。

二、分娩疼痛的发生机制

产妇在分娩时子宫肌肉产生阵发性收缩及胎儿压迫产道，刺激生殖道的神经末梢，平滑肌长时间收缩引起局部缺血释放疼痛因子，同时由于宫颈和子宫剧烈扩张膨大，导致子宫周围韧带受到牵拉或撕裂，从而导致分娩疼痛的发生。

分娩疼痛的发生机制有两种：一种是内脏痛，一种是躯体痛。其主要传导途径是子宫的内脏疼痛，由微小无髓C–纤维及交感神经纤维通过宫体、宫颈和下腹部神经丛传至脊髓胸10、胸11、胸12及腰1的交感神经链。其中，早期分娩疼痛与胸10至胸12神经相关，其对阿片类药物并不敏感。晚期分娩躯体疼痛则通过A纤维及体细胞纤维分别传至脊髓骶2至骶4神经根和脊髓腰1和腰2神经链。

当产妇遭受痛源刺激时，传入伤害感受器将有害信息传递给脊髓背角内的投射神经元，这里释放的神经递质与疼痛传递神经元上的突触后受体结合并激活。疼痛传递神经元的轴突主要以对侧方式向上到达大脑，并将相关有害刺激的信息传送到更高级的中枢，通过丘脑的躯体感觉皮层，或通过脑干（分支旁核）和与杏仁核连接的有关疼痛体验情感的岛叶皮层部分，表达相关疼痛刺激的位置和强度。

三、分娩疼痛的影响因素

分娩疼痛的程度不仅受到子宫收缩强度的影响，也受到其他如生物因素、心理因素、社会因素、时间和空间因素等诸多因素的影响，具体影响因素如下。

（一）生物因素

在第一产程中，疼痛主要来源于子宫平滑肌痉挛性收缩和宫颈扩张，分娩疼痛可累及腹壁、腰骶区、髂嵴、臀部及大腿。随着产程进展、胎头下降及宫颈扩张，在第一产程末期和第二产程时阴道及会阴部的扩张，逐渐增强的扩张引起筋膜和皮下组织的强烈拉伸和撕裂及会阴部骨骼肌的压力，成为新生疼痛源。胎头与骨盆大小是否相称、宫缩的强度、有无宫腔感染、内源性激素分泌状态等都是影响分娩疼痛程度的生物因素。

（二）心理因素

紧张、焦虑、恐惧等心理因素都会导致产妇出现疼痛综合征，受不良情绪影响，产妇交感神经过度兴奋，儿茶酚胺水平升高，皮肤及内脏血供受到影响大大减少，造成血管及内脏平滑肌环形肌组织紧张，导致产程延长及疼痛加重。

此外，焦虑紧张情绪也会使产妇的痛觉阈值下降，敏感度升高，外界微弱刺激被感知为无法忍受的强烈疼痛。不同的产妇对分娩疼痛的耐受能力不同。

（三）社会因素

社会文化、原生家庭关系、夫妻关系、婆媳关系、家庭经济水平、对胎儿性别的偏见、既往痛苦的经历、分娩的经验、对分娩的态度、对自然分娩的自信心及受教育的程度等，这些都可直接影响产妇焦虑的程度，从而间接影响分娩时疼痛的程度。

（四）时间和空间因素

自主神经具有昼夜节律，日间交感神经更为兴奋而夜间副交感神经更为兴奋，因此，分娩通常在夜间启动并顺利进行，且夜间分娩疼痛可能更轻、产程更短。另外，舒适的待产环境，如柔和的灯光、愉悦的香味、舒缓的音乐等，都可刺激大脑皮层和副交感神经从而减轻疼痛。

四、理想的分娩镇痛标准

1992年，美国妇产科学院分娩镇痛委员会指出，理想的分娩镇痛必须具备以下特征：①对母婴影响小；②易于采用，起效快，作用可靠，适合各产程；③无运动阻滞，不影响产妇的宫缩和运动；④产妇清醒，可参与分娩过程；⑤满足必要时剖宫手术的需要。

五、分娩镇痛的概念

分娩镇痛是指用镇痛药物、物理疗法或精神疗法等减少产妇在分娩过程中的疼痛。分娩镇痛遵循产妇自愿和临床安全的原则，通过实施有效的分娩镇痛技术，达到最大限度减轻产妇分娩疼痛的目的。

六、分娩镇痛的种类

随着医学的进步，在分娩时给予科学的分娩镇痛，使产妇在分娩期保持良好的心理状态，成为产科护理工作的重点。在临床的实际应用中，分娩镇痛的方法分为两大类，一类是药物分娩镇痛，另一类是非药物分娩镇痛。

（一）药物分娩镇痛

1. 概念

药物分娩镇痛是指通过镇痛药物的应用从而达到减轻分娩疼痛的方法。

2. 种类

药物分娩镇痛的种类主要包括笑气吸入法、肌内注射镇痛药物法、静脉麻醉法、椎管内分娩镇痛法或硬膜外镇痛法。经研究证实，椎管内分娩镇痛法是目前效果最好的、可全程镇痛、保障母婴安全的药物镇痛方法。

3. 起源及发展现状

19世纪中叶的北美洲，妇女分娩逐渐从家庭转向医院，产科医师替代了助产士，并且出现了产科镇痛或麻醉。1848年，美国医师已成功地应用乙醚和氯仿为2 000例产妇进行了无痛分娩，基本无不良影响。1902年，应用吗啡和东莨菪碱使产妇在"半清醒的睡眠"状态下分娩。1924年，开始应用巴比妥类药物使产妇产生镇静作用。1964年Scott首先将静脉患者自控镇痛技术应用于分娩镇痛，该方法虽起效快，但对母婴有一定的影响。1979年Revil提出硬膜外给药分娩镇痛，经研究证实，这是目前对母婴最为安全的药物镇痛方法，并受到了人们的广泛支持及应用。

（二）非药物分娩镇痛

1. 概念

非药物分娩镇痛主要通过对产妇进行心理上的安慰、精神上的支持，以及通过物理疗法来达到减轻疼痛、提高自然分娩率、降低产后并发症目的。若干非药物性镇痛方法可联合或序贯使用，贯穿全产程，不仅可以提高总体疗效，而且费用较低，具有较好的实用价值。

2. 种类

在正常分娩过程中，非药物分娩镇痛方法是安全有效的方法，应当首先被选择应用。现在临床中有许多非药物分娩方法可供选择，如导乐陪伴分娩、分娩球镇痛技术、水疗、按摩疗法、芳香疗法、体位与运动、生育舞蹈、音乐催眠疗法、热敷与冷敷、穴位按压疗法、经皮神经电刺激疗法、呼吸法及墨西哥围巾应用技术等。

3. 起源及发展现状

催眠是较早开始使用的非药物分娩镇痛方法，始于19世纪早期，盛行于20世纪50—60年代，常采用自我催眠。催眠时大脑产生脑波，使产妇深睡、易接受暗示，能起到一定的镇痛效果。

1933年，英国Granthy Dick Read提出自然分娩法，即应先消除产妇对分娩的恐惧，在分娩期间结合按摩疗法以减轻产痛。

20世纪40年代，西方国家积极倡导的"自然分娩项目"，其产生和兴起与当时流行的"分娩准备培训"或"孕妇学习班"密切相关。

20世纪50年代初，苏联学者Velvovsky及Nikolayev提出"精神预防性镇痛分娩"，主要内容是成立孕妇学校，建立家庭式产房，由丈夫或家属陪伴分娩。精神预防性镇痛成为当时最流行的心理学镇痛方法。

20世纪50年代后期，法国产科医生Lamaze在拜访苏联之后将英国Granthy Dick Read自然分娩法和巴甫洛夫学说精神预防无痛法进行改进与发展，形成了一套科学的产前教育和减轻分娩疼痛技巧，拉玛泽减痛分娩法由此诞生，是当前欧美较多国家所采用的非药物分娩镇痛法之一。

20世纪70年代，M. Klaus倡导Daula陪伴分娩，在产程中及产后的一段时间内，由一名有经验的妇女在产妇身边给予持续的生理上的支持帮助与精神上的鼓励安慰，协助产妇顺利完成分娩。

由于分娩过程中过多的分娩医疗干预和剖宫产率上升一时成为世界性趋势，1996年世界卫生组织（World Health Organization，WHO）提出"分娩爱母行动"计划，该事项要点中也强调了陪伴分娩的重要性，同年导乐分娩也传入我国。目前国内实施导乐陪伴分娩的人员主要为受过培训的助产士，通过安慰、暗示、鼓励、按摩、指导呼吸用力等来缓解产妇的分娩疼痛。

水中分娩在国外已有100余年历史。1983年，法国产科医生Michel Odent首次在权威期刊《柳叶刀》报道水中分娩镇痛，1993年首次被英国官方认可，我国首次开展是2003年在上海市长宁区妇幼保健院，之后在全国各大医院逐步开展。2014年，美国儿科学会（American Academy of Pediatrics，AAP）联合美国妇产科医师学会（American College of Obstetricians and

Gynecologists，ACOG）发布了一项有关水中分娩的临床公告，该公告指出虽然第一产程在水中待产可以减轻疼痛、减少麻醉药物使用、缩短产程，但是没有证据表明第二产程在水中分娩可以改善母婴结局，相反还会引发新生儿少见但严重的并发症，第二产程水中分娩应被视为一项实验性助产方法，不能常规应用，只限于有严格设计、有规范知情同意的临床试验项目。

1996年，WHO在《正常分娩监护守则》中提出鼓励使用非药物镇痛和心理保健。该守则还提到在分娩中，第一产程鼓励采取自由体位，进入第二产程后可采用的分娩体位有仰卧位、坐位、蹲位、站位、侧卧位、跪位及自由体位等。其中仰卧位是当时医院普遍采用的分娩体位，但随着可调节的多功能床的运用，仰卧位分娩逐渐被半卧位、截石位所取代。

国内常用的镇痛方法是针灸和电针针刺，通过刺激足三里、中极、关元、次髎、合谷、内关、三阴交等穴位，达到分娩镇痛的目的。国外在2002年和2003年开展了关于针灸产科镇痛的实验性研究，显示针灸镇痛效果明显，产妇的满意度高。

除了上述非药物镇痛措施外，还有现今得到广泛认可及应用的非药物分娩镇痛方法，如分娩球分娩镇痛法、经皮神经电刺激疗法、穴位按压分娩镇痛法、LK按摩法、音乐止痛法、生育舞蹈、芳香疗法等。

非药物分娩镇痛对母婴安全无不良影响，虽然效果不如药物镇痛显著，但可以提高产妇的满意度，降低产妇所感受到的痛苦，易被产妇及家属接受，对产妇分娩起到了积极的作用，是一种以产妇为中心的服务模式，有利于提高分娩时的服务质量，保证母婴安全。本书主要介绍非药物分娩镇痛的方法。

参考文献

［1］刘兴会，贺晶，漆洪波.助产［M］.北京：人民卫生出版社，2018.

［2］汤立樱，蒙莉萍，陈敏，等.非药物镇痛分娩机制及研究进展［J］.海南医学院学报，2020，26（24）：7.

［3］马宏伟．非药物分娩镇痛的应用现状及研究进展［J］．西部医学，2018，30（5）：769-772．

［4］陈慧娟，李雪芬，丁敏华，等．分娩疼痛管理及研究进展［J］．护理学报，2007，14（1）：27-29．

［5］刘莉，易翠兰，郭剑影．非药物性分娩镇痛的研究进展［J］．中西医结合护理（中英文），2018，4（6）：201-204．

［6］戚芳，郭琳，毕淼，等．产程中非药物性分娩镇痛的最佳证据应用［J］．护理学杂志，2021，36（19）：48-51．

［7］黄丽，张静．非药物分娩镇痛措施的应用与创新进展［J］．母婴世界，2019（6）：292-293．

［8］张敏，张国英．分娩镇痛的临床应用研究进展［J］．江苏医药，2020（9）：25．

［9］杨娜布齐，宿静．常用的非药物性分娩镇痛的临床应用及研究现状［J］．亚洲临床医学杂志，2019，2（5）：4．

［10］高忆，李妹燕．非药物性分娩镇痛研究进展［J］．医学信息，2015（35）：388．

［11］赵子献，蒋维连．非药物性分娩镇痛的研究进展［J］．当代护士（专科版），2012（3）：15-17．

［12］杨文琴，顾利萍．非药物性分娩镇痛的研究进展［J］．护理管理杂志，2010，10（6）：418-420．

［13］何琳，朱惠．非药物分娩镇痛研究进展［J］．中国妇幼保健，2007，22（7）：968-970．

［14］郑媚．以导乐为代表的爱母分娩模式临床观察［J］．现代中西医结合杂志，2004，13（2）：1．

［15］温勇，王瑞霞．关于非药物分娩镇痛的基本方法［J］．河南诊断与治疗杂志，2001，15（4）：231-232．

［16］KURAKAZU M, UMEHARA N, NAGATA C, et al. Delivery mode and maternal and neonatal outcomes of combined spinalepiduralanalgesia compared with no analgesia in spontaneous labor: a single-center observational study in Japan [J]. J Obstet Gynaecol Res, 2020, 46 (3): 425-433.

[17] JUNGE C, VON SOES T, WEIDNER K, et al. Labor pain in women with and without severe fear of childbirth: a population-based, longitudinal study [J]. Birth, 2018, 45 (4): 469-477.

[18] CZECH I, FUNCHS P, FUCHS A, et al. Pharmaco logical and nonpharmacological methods of labour pain relief—establishment of effectiveness and comparison [J]. Int J Environ Res Public Heal, 2018, 15 (12): 2792.

[19] KASHANIAN M, JAVADI F, HAGHIGHI M M. Effect of continuous support during labor on duration of labor and rate of cesarean delivery [J]. International Journal of Gynaecology & Obstetrics the Official Organ of the International Federation of Gynaecology & Obstetrics, 2010, 109 (3): 198-200.

[20] LABOR S, MAGUIRE S. The pain of labour [J]. Rev Pain, 2008, 2 (2): 15-19.

[21] ODENT, MICHEL. Birth under water [J]. Lancet (London, England), 1983, 2 (8365): 1476.

[22] PRACTICE C, PEDIATRICS A. ACOG committee opinion No. 594: immersion in water during labor and delivery [J]. Obstetrics & Gynecology, 2014, 123 (4): 912-915.

[23] BORROTO-ESCUELA D O, ROMERO-FERNANDEZ W, RIVERA A, et al. On the g-protein-coupled receptor heteromers and their allosteric receptor-receptor interactions in the central nervous system: focus on their role in pain modulation [J]. Evid Based Complement Alternat Med, 2013 (9): 563716.

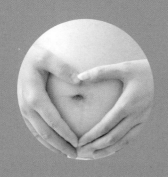

第二章

导乐陪伴分娩

一、导乐陪伴分娩的起源

导乐是希腊语"Doula"的音译，原意为一个女性照顾另一个女性。1973年，美国医学人类学家达娜·拉斐尔（Dana Raphael）在新妈妈母乳喂养的背景下最先使用了"导乐"这一词，指为新妈妈提供母乳喂养支持的女性，后逐渐引申为一个有爱心、有生育经历的女性，在整个产程中给产妇以持续的心理、生理及感情上的支持，帮助产妇顺利分娩。

美国1996年开始施行导乐分娩，是世界上最早开展导乐分娩的国家。导乐最初是帮助女性分娩的一个组织名称，导乐人员不一定是专业医务人员。1996年国际卫生组织倡导的爱母分娩行动和1997年国际母亲安全技术磋商会提出《母亲安全》行动的十项要点中，都强调产程中的陪伴，而导乐陪伴分娩正迎合了这一要点。

20世纪90年代，世界卫生组织专家、上海第一妇婴保健院王德芬教授最先将"导乐"的名称和理念引入中国。然而，导乐的作用及关于孕产期导乐护理的理念宣传了好几年的时间才在中国的临床环境中为人所知和接受。

二、导乐陪伴分娩的概念

导乐陪伴分娩是指在分娩的全过程中，由1名经过培训的导乐人员陪伴并持续地给予产妇生理和情感上的支持，以及提供必要的信息和知识，同时辅以安全、有效的镇痛手段，使产妇感到舒适、安全并顺利完成分娩的过程，如图2-1所示。国际公认的导乐陪伴分娩概念中，将在分娩前、分娩过程中及分娩后提供持续支持的专业人员或分娩的助手（非医务人员）称为导乐，也可称为分娩的陪伴者。

导乐陪伴分娩能够提高助产服务质量，更有效地保障母婴安全，真正体现"以人为本，以产妇为中心"的服务理念。

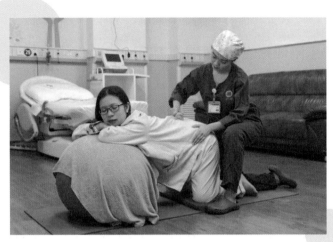

图2-1　导乐陪伴分娩

三、导乐陪伴分娩的作用

2014年，在美国妇产科学院和母胎医学协会发布的关于安全预防初次剖宫产的联合声明中指出，"改善分娩结果的最有效工具之一是支持人员的持续存在，例如导乐"。2017年，Cochrane发表的一篇关于分娩支持的研究表明：接受持续分娩支持的女性自然分娩率提高，产程明显缩短，剖宫产、器械阴道分娩、硬膜外麻醉和其他止痛药的使用明显减少及产妇对分娩时的体验更加满意等。国内学者研究表明，导乐陪伴分娩可降低剖宫产率、产后出血率、产后抑郁的发生率，改善新生儿评分，提高母乳喂养率。

导乐人员作为导乐陪伴分娩的主角之一，其发挥的作用是不可替代的，主要有以下作用：

（1）提供持续的心理支持，减轻产妇分娩恐惧、紧张等不良情绪。

（2）提供生理支持，保证产妇具有充沛的体力。

（3）减轻分娩疼痛，采用各种适宜技术帮助产妇应对疼痛。

（4）对产妇家属进行指导，减轻家属陪产过程中的心理压力。

（5）帮助产妇决策，在产程中让产妇了解情况，做出正确的选择。

（6）促进产后母婴之间的直接肌肤接触并促进母乳喂养。

四、导乐陪伴分娩在产程中的应用

（一）导乐陪伴分娩的适用对象

产程中，排除对产妇进行抢救等需要紧急处理的情况，只要产妇与其家属有导乐陪伴分娩需求均可适用。

（二）导乐陪伴分娩的应用流程

1. 评估

需评估产妇各项情况，如：评估产妇的生命体征、疼痛情况、健康状态、精神状态、辅助检查结果有无异常、妊娠前及妊娠期运动状态、对分娩相关知识的了解情况、适应程度、产妇及其家属妊娠期接受健康教育情况、对导乐的认知与认可度、对医院环境的熟悉与适应状态等，并排除禁忌证后方可应用。

2. 解释并告知

评估无禁忌证，且产妇有导乐需求时，应提前向其解释并告知导乐陪伴分娩的目的、服务内容和注意事项，知情同意并取得配合。

3. 应用前准备

取得产妇的同意后即可进行导乐陪伴分娩的准备，包括以下4个方面准备。

1）环境准备

环境舒适、温馨、整洁、温湿度适宜，室内光线柔和，具备私密性，具有独立并能进行简单活动的空间。室内可配有餐桌、沙发、电视机等设施，使产妇有家的感觉，减少因环境因素对产妇造成的心理负担。如图2-2所示。

2）物品准备

根据实际情况，准备适用的物品，如分娩椅/凳、分娩球、瑜伽垫、跪垫、软枕、墨西哥围巾、热敷/冷敷用物、香熏灯、按摩器、精油、基础油、毛巾、音乐催眠枕等。

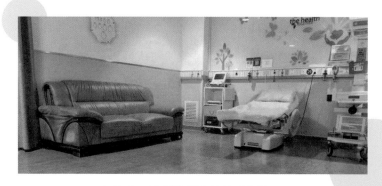

图2-2　导乐陪伴分娩待产环境

3）产妇准备

产妇需排空大小便，穿着合适的衣物。

4）导乐人员准备

（1）导乐人员需是具有生育经验、富有同情心、爱心、热情、愿意帮助他人，具有良好的心理素质及沟通能力，能够支持和帮助产妇减轻分娩疼痛的人。

（2）导乐人员需经过导乐陪伴分娩相关专业培训，具备分娩相关知识且具备实施非药物镇痛措施的能力，能胜任相关操作。若由非医护人员担任导乐人员，一定要明确告知出现以下情况应及时寻求医护人员的帮助，如：产妇向下使劲时；发现阴道出血时；产妇主诉突然腹部剧烈疼痛时；产妇出现异常烦躁、行为失控或意识模糊、失去知觉时；产妇出现其他异常情况等。

（3）导乐人员的原则。在导乐分娩过程中，导乐人员一定要遵守"七要，三不要"的原则。

"七要"原则：①要始终陪伴在产妇身边；②要总是给产妇鼓励；③要用各种办法帮助产妇放松；④要不断给产妇按摩背部，使用非药物镇痛方法，减轻分娩疼痛；⑤要根据产妇的需求，帮助产妇在第一产程自由运动；⑥要鼓励产妇进食进水；⑦要帮助产妇去厕所，排大小便。

"三不要"原则：①不要给产妇任何有关医疗问题的指导和医疗设备；②不要让产妇向下使劲；③不要让产妇总躺在床上（除非产妇要求）。

4. 实施

1）第一产程

（1）与产妇及家属进行沟通并取得信任与认可，评估其生理、心理、需求等信息。

（2）根据产妇需求，与产妇及家属共同进行导乐陪伴分娩计划的拟定。

（3）根据已制定的计划有序实施各项导乐服务，导乐人员应及时评估产妇情况，根据实际情况随时调整导乐计划。具体措施如下。

A. 建立信任关系。在宫缩间歇期向产妇及家属进行自我介绍，消除陌生感。

B. 提供陪产环境。创造条件满足产妇及家属的陪产需求，提供独立的陪产环境，给予产妇持续的情感支持。

C. 协助产妇熟悉环境及分娩过程。向产妇及家属介绍环境及各种导乐设施的作用及使用方法。讲解产程及各阶段特点，让产妇充分了解分娩过程，让分娩更顺利。

D. 对其配偶及家属进行指导。指导陪产人员在陪产期间应给予产妇持续的关心、鼓励、肯定及表扬，亦可指导其对产妇进行按摩、热敷等非药物镇痛方法。

E. 根据需要陪同产妇进行散步、聊天、听音乐、指导家属与其慢舞等。始终陪伴在产妇身边，并时刻关注产妇情绪变化，及时耐心回答产妇及家属的疑问。

F. 满足产妇生理需求，及时指导产妇进食与饮水。及时指导并协助产妇更换衣服、更换卫生巾、排空大小便等。

G. 根据产妇需要实施放松及减痛措施，如热敷、冷敷、按摩、水疗、自由体位、分娩球运动、呼吸法、音乐催眠镇痛等。

H. 提供产妇关注的信息。及时告知产程进展及胎儿信息，协助产妇及家属与医生进行沟通，及时向医生反馈产妇的需求及顾虑，满足其相关的信息需求。

2）第二产程

（1）营造适合产妇分娩的环境，守护在产妇身边，及时给予产妇照顾、鼓励、支持、肯定及表扬。

（2）鼓励产妇应用自由体位并协助其适当运动，为其提供相关的体位支持工具。

（3）鼓励产妇配合医护人员，鼓励产妇自主用力。

（4）协助产妇在宫缩间歇期适当进食和喝水。

（5）关注陪产人员的情绪变化，评估人员状态。指导陪产人员照顾与支持产妇。

（6）及时为产妇擦汗、洗脸，协助产妇排便、排尿。

（7）根据产妇具体情况，采用呼吸法、按摩疗法、芳香疗法、水疗、冷敷或热敷等方法。

（8）胎儿娩出即向产妇表示祝贺。

（9）胎儿出生后，做好母婴肌肤接触的相关准备。

3）第三产程

（1）在产妇身旁守护，稳定其情绪，防止过度激动。

（2）告知产妇还有胎盘需娩出，这个过程一般在5~15 min，但需保持情绪稳定，这将有利于子宫收缩与胎盘顺利娩出。

（3）根据产妇需求，协助产妇取舒适体位。

（4）协助新生儿早接触、早吸吮，不打扰、不妨碍、不打断新生儿的自主寻乳过程。

（5）满足母婴的生理需要。

4）第四产程

（1）陪伴在产妇身边，询问产妇感受，满足其休息、进食、饮水、更换会阴垫、更换干净的衣物、与新生儿互动等需求。

（2）根据产妇的具体情况，适时指导其按摩子宫，促进产后子宫收缩，避免产后出血。此外，还应注意观察产妇膀胱充盈情况，如膀胱充盈应督促和协助其排尿。

（3）注意产妇主诉，如自觉肛门处有坠胀感应注意可能有阴道血肿存在，此时，应及时通知医护人员进行检查。

（4）告知产妇产后早期母婴肌肤接触和母乳喂养建立的意义、方法、时间及注意事项。

（5）严密观察新生儿，注意保暖，防止其从产妇身上滑落或堵住口鼻导致窒息等意外事件发生。

（6）鼓励产妇的配偶继续陪伴产妇与新生儿。

5. 结束及评价

导乐陪伴分娩应用结束后应做好产妇及家属对该服务的反馈，如满意的地方或不足之处，以便完善相关服务。

五、导乐陪伴分娩在产程中应用的注意事项

（1）导乐陪伴分娩过程中所提供的服务，应当征得产妇的同意，并遵循产妇的风俗习惯。

（2）在整个产程陪伴过程中，导乐人员不得随意离开产妇身边，若遇特殊情况需离开，应告知产妇离开的目的和时间。

（3）导乐人员不能替代或故意引导产妇及其家庭做决定，应鼓励产妇表达自己的意愿并协助产妇做出正确的决策。

（4）要注意产妇隐私保护，不得与产妇及其家庭发生商业关系等。

参考文献

［1］何咏祥，何三齐. 导乐分娩概述［J］. 科技信息，2013（18）：469.

［2］黄川雅，姜梅，徐鑫芬，等. 导乐陪伴分娩开展现状的调查［J］. 中华护理杂志，2019，54（11）：1673-1676.

［3］王场，张玲娟，孙艳杰，等. 导乐分娩服务模式［J］. 解放军护理杂志，2004，21（10）：37-39.

［4］陈值亲. 导乐分娩对初产妇分娩方式和产程的影响［J］. 中国药物与临床，2021，21（11）：1920-1921.

［5］徐鑫芬，熊永芳，余桂珍. 助产临床指南荟萃［M］. 北京：科学出版社，2021：60-71.

［6］庞汝彦，张宏玉. 导乐分娩培训教材［M］. 北京：中国社会出版社，2017：61-63.

［7］范莉. 导乐陪伴分娩的模式及应用研究［J］. 医学信息，2021，34（19）：62-64.

［8］常玥，张丽江. 导乐陪伴分娩［J］. 中国妇产科临床杂志，2010，11（4）：310-311.

［9］ACOG Committee. Opinion No. 766：Approaches to limit intervention during labor and birth［J］. Obstet Gynecol，2019，133（2）：e164-e173.

［10］GREENN J，HOTTLLING B A. Healthy birth practice #3：bring a loved one，friend，or doula for continuous support［J］. J Perinat Educ，2019，28（2）：88-93.

［11］DAI Z. Chinese news media discourse of doulas and doula care［J］. Perinat Educ，2018，27（4）：243-252.

［12］EVERSON C L，CHEYNEY M，BOVBJERG M L. Outcomes of care for 1892 doula-supported adolescent births in the United States：the DONA international data project，2000 to 2013［J］. J Perinat Educ，2018，27（3）：135-147.

［13］CAUGHEY A B，CAHILL A G，GUISE J M，et al. Safe prevention of the primary cesarean delivery［J］. Am J Obstet Gynecol，2014，210（3）：179-193.

［14］GREEN J，AMIS D，HOTELLING B A. Care practice #3：continuous labor support［J］. J Perinat Educ，2007，16（3）：25-28.

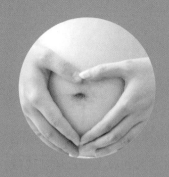

第三章

分　娩　球

一、分娩球的起源

分娩球（birth ball）是一个柔和具有弹性的球体，又称瑞士球（Swiss ball）、健体球、瑜伽球。分娩球始于1963年，由意大利商人用乙烯基代替橡胶制造作为玩具，后初用于物理治疗以协助患有大脑麻痹儿童进行平衡训练，20世纪80年代后用于治疗骨科及神经科患者的康复治疗，北美理疗家称之为瑞士球。20世纪80年代末期，Penny Simkin和Paulina Perez为了加速分娩产程，在产房中开始使用瑞士球，此后逐渐用于妇产科领域，并将之命名为分娩球。继而开始运用分娩球指导分娩教育课程的学生、护理人员、助产人员及导乐人员来协助孕产期妇女应用分娩球。

二、分娩球的种类及作用

分娩球有很多种类，包括圆形分娩球、花生形分娩球、会阴按摩分娩球、苹果形分娩球、圆柱形分娩球、手部按压球等。不同的分娩球有不同的使用方法、功能和作用，生产时最常用的是圆形分娩球和花生形分娩球。

（一）圆形分娩球

1. 规格

如图3-1所示，圆形分娩球通常包含45 cm、55 cm、65 cm、75 cm四种规格。

2. 作用

圆形分娩球运动有利于保持理想胎方位；锻炼盆底、腰背部及大腿等部位的肌肉；缓解腰背部不适与疼痛；增加骨盆灵活度，扩大产道；增加重

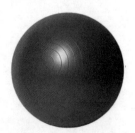

图3-1　圆形分娩球

力，使胎头旋转与下降，加速产程进展；加强宫缩，缩短产程时间；利于产妇活动，利于产时按摩、热敷；等等。

（二）花生形分娩球

1. 规格

如图3-2所示，花生形分娩球通常包含40 cm、50 cm、60 cm、70 cm四种规格。

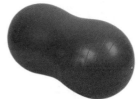

2. 作用

花生形分娩球主要用于打开产道。花生形分娩球协助产妇摆不同的体位，并帮助其打开不同的骨盆平面；通过改变骨盆形状，有利于胎儿旋转，纠

图3-2　花生形分娩球

正异常胎方位；花生形分娩球可提高产妇舒适度，亦可作为体位支撑工具。

（三）会阴按摩分娩球

1. 规格

如图3-3所示，会阴按摩分娩球通常包含45 cm、55 cm、65 cm、75 cm四种规格。

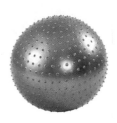

2. 作用

会阴按摩分娩球主要用于孕晚期及产时的会阴按摩，可降低会阴裂伤率及会阴侧切率。

图3-3　会阴按摩分娩球

（四）苹果形分娩球

1. 规格

如图3-4所示，苹果形分娩球通常包含45 cm、55 cm两种规格。

2. 作用

苹果形分娩球主要用于孕晚期及分娩期合并会阴水肿、痔疮的孕产妇，既可以起到普通分娩球作用，又可避免球体对会阴部的压迫，可缓解会阴部水肿及痔疮受压引起的疼痛。

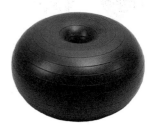

（五）圆柱形分娩球

1. 规格

如图3-5所示，圆柱形分娩球通常包含45 cm、55 cm、65 cm、75 cm四种规格。

图3-4　苹果形分娩球

2. 作用

圆柱形分娩球和花生形分娩球作用类似，可用于打开产道，尤其是骨盆出口；改变骨盆形状，有利于胎儿旋转，纠正异常胎方位；提高产妇舒适度；亦可作为体位支撑工具。

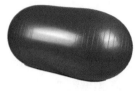

图3-5 圆柱形分娩球

（六）手部按压球

1. 规格

手部按压球通常包含鹅卵形按压球、双色蛇纹按压球、五角星形按压球及圆形按压球等，如图3-6所示。

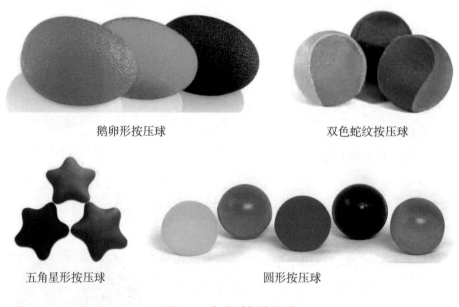

鹅卵形按压球   双色蛇纹按压球

五角星形按压球   圆形按压球

图3-6 各类手部按压球

2. 作用

当有宫缩时产妇挤压手部按压球，可以缓解身体不适和减轻精神紧张。每一次挤压都会提高应对疼痛的能力，增加力量，抚慰心灵。通过物理疗法和色彩疗法激发多种感官，达到改善身心健康，放松身心之目的。

三、圆形分娩球在产程中的应用

（一）圆形分娩球运动的适应证

单胎、头位；经评估，无运动禁忌证；胎心监护Ⅰ级；产妇精神状态良好；产妇自愿应用分娩球。

（二）圆形分娩球运动的禁忌证

分娩球运动的禁忌证采用的是美国妇产科医师学会（American College of Obstetricians and Gynecologists，ACOG）制定的妊娠期运动禁忌证的内容，包含绝对禁忌证和相对禁忌证。

1. 绝对禁忌证

不稳定的心脏病，限制性肺病，子宫颈功能不全，多胎妊娠，孕中、孕晚期的持续性阴道出血，孕26周以后的胎盘前置，先兆早产，妊娠期高血压。

2. 相对禁忌证

严重贫血，未经评估的心律异常，慢性支气管炎，控制不佳的1型糖尿病，极度肥胖（BMI≥33 kg/m^2），极度消瘦（BMI≤12 kg/m^2），孕前缺乏任何运动，胎儿发育不良，骨科的限制，控制不住的癫痫及甲状腺疾病等，严重的抽烟者，自然流产或早产者。

（三）停止圆形分娩球运动的征兆

停止圆形分娩球运动的征兆包含腹痛（非宫缩疼痛）、异常阴道流血、昏厥、头晕、头痛、作呕、呼吸困难、气喘、胸闷、心悸、全身肿胀、麻痹、胎儿活动减慢、胎膜突然破裂等。当出现这些征兆时，应及时停止运动，并尽快稳定母儿情况，在情况稳定前，孕妇不应再次行分娩球运动。

（四）圆形分娩球的选择

（1）应选择安全、合适的分娩球，建议选用正规厂家生产的质量好、无毒的分娩球，注意分娩球的质量、大小及饱满度。

（2）注意选择的分娩球可承受的压力，分娩球要有"防爆"承诺，有安全的缓慢放气系统。即使被尖锐物体刺破，分娩球不会发生爆裂而是缓慢漏气，球内压力不会突然下降。

（3）分娩球表面应干洁光滑，有防滑线。

（4）分娩球无漏气，充气系统完好。

（5）分娩球饱满度应适宜，臀部接触时球面为一个平面。

（6）分娩球的尺寸符合产妇需求，产妇坐在分娩球上时双脚稳固踩在地面，臀部稍高于膝盖，可根据产妇身高选择合适的圆形分娩球，见表3-1。因产妇上身与下身的比例及体重可能会影响选球的尺寸，应根据产妇实际情况来选定。

表3-1　圆形分娩球尺寸选择

身高	分娩球尺寸
140～155 cm	45 cm
156～170 cm	55 cm
171～185 cm	65 cm
186～203 cm	75 cm

注：以上尺寸仅供参考。

（五）圆形分娩球的应用流程

1. 评估

应用分娩球前，需评估产妇各项情况，并排除禁忌证后方可应用。如评估孕产史、孕周、胎数、产程进展情况、宫缩情况、胎方位、胎心情况、宫口开大情况、有无严重的妊娠合并症或并发症、孕前及孕期的运动状态、生命体征、疼痛情况、健康状态、精神状态、进食及排便情况、双下肢活动情况、有无应用镇痛镇静药物、辅助检查结果有无异常、对圆形分娩球相关知识了解情况等，排除使用圆形分娩球禁忌证或暂时不宜使用圆形分娩球的情况。

2. 解释并告知

评估无禁忌证，适宜进行圆形分娩球运动后，应提前向产妇及家属解释并告知圆形分娩球的原理、目的、方法和注意事项，知情同意并取得配合。

3. 应用前准备

取得产妇的同意后即可进行相关准备，包括以下4个方面的准备。

1）环境准备

环境应具备一定的活动空间，安全舒适、温湿度适宜，光线柔和，避免刺激性光源；可准备轻快的音乐；移开易刺穿圆形分娩球的物品，同时避免其他尖锐物刺破圆形分娩球，不宜在户外或凹凸不平的表面上使用圆形分娩球。

2）物品准备

安全、大小及饱满度合适的圆形分娩球，瑜伽垫或防滑软垫，分娩球充气设施，护膝、体位垫或枕头，稳固的凳子或扶栏。

3）产妇准备

排空大小便；避免过饱和饥饿状态，可饮用适量温水；穿着宽松舒适的衣物，着平底防滑鞋或赤脚；裤腿下缘不能低于踝关节；应用前适当活动关节及筋骨，做5~10 min的热身准备。

4）操作者准备

操作者具备圆形分娩球应用相关知识技能，能胜任操作，着装整洁规范。

4. 实施

准备完毕后，应先示范操作，再协助产妇进行应用。产时圆形分娩球应用的方法主要包括以下几种。

1）坐式圆形分娩球运动

（1）方法：①将圆形分娩球放置在瑜伽垫上，球的充气口对着身体侧面；②一手扶住并固定球，走到球的前面；③双脚打开，缓慢下蹲；④臀部坐实在球的正中央位置，坐在球上的时候，要保持身体平衡使脊柱维持中立水平，需要确保膝盖与髋关节垂直状态（图3-7）。放松全身，上身伸直，保持身体平衡，身体重心坐落在球的中心，两腿分开的膝盖距离与大腿长度同宽，上身与大腿屈曲约90°，大腿与小腿腿屈曲约90°，形成一个等边三角形。双手扶住膝关节或大腿上方，初练习的孕妇因不熟练觉得重心不稳，可双手扶住扶栏、稳固的凳子靠背、床沿或其他牢靠物体，也可由陪伴者坐在孕妇与球的后方给予足够多的支撑，产妇双脚应踩实在地面，与球构成稳定状态。

　　在稳固坐在圆形分娩球上后，利用臀部推动分娩球进行上下、前后、左右、顺时针及逆时针旋转运动，如图3-8所示。上下运动时，注意臀部应始终与圆形分娩球相接触，不能离开圆形分娩球。左右、前后运动时，注意前倾后仰幅度不能过大，以免身体失去平衡导致跌倒的发生。进行坐式圆形分娩球运动，第一产程时，每次运动时间15～20 min，一般不超过30 min；第二产程时，每次运动时间不超过10 min。

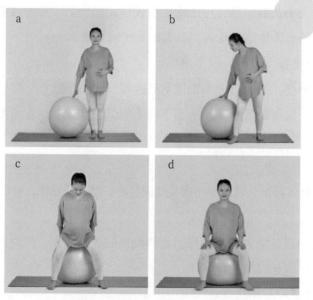

图3-7　圆形分娩球上球步骤

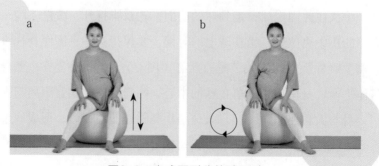

图3-8　坐式圆形分娩球运动

（2）作用：圆形分娩球柔软而富有弹性，孕妇坐于圆形分娩球上，可使盆底肌肉放松，松弛盆底肌和韧带，可以帮助产妇按摩会阴部，增加弹性，缓解会阴疼痛，降低会阴切开率。坐于圆形分娩球上左右、前后及上下运动，可增加骨盆灵活度，增加重力作用，帮助胎头旋转与下降。产妇身体及骨盆配合圆形分娩球进行规律的摆动，不仅使骨盆肌肉放松，也可让阵痛中的产妇转移注意力，有效地减轻了分娩疼痛。

2）跪式圆形分娩球运动

（1）方法：将圆形分娩球放置于床上、瑜伽垫或地面软垫上，用毛巾或浴巾覆盖在球表面，确保产妇采取此姿势时脸部不直接接触球面，增加舒适度，同时可预防塑胶过敏。产妇两膝盖戴护膝跪于床上或者地面，双膝打开与臀部同宽，用双臂环抱圆形分娩球，趴在圆形分娩球上，侧脸贴在毛巾或浴巾上，如图3-9所示。保持臀部离开脚后跟，但不压迫腹部，上身平行地面。利用圆形分娩球作支撑，带动身体前后、左右摇摆、顺时针及逆时针旋转运动，亦可自行做骨盆摇摆运动或由旁人协助筛动骨盆，圆形分娩球协助跪式前倾位与手膝位相比可以缓解手腕压力。

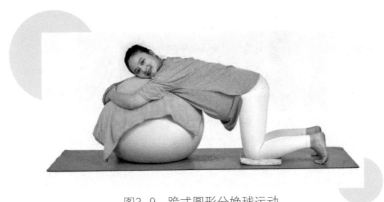

图3-9　跪式圆形分娩球运动

（2）作用：在有效宫缩条件下，产妇采用跪式伏在圆形分娩球上，与骨盆的倾斜度保持相近，使胎儿利用自身的重力作用，在母体内进行旋转运动，更好地适应分娩机转，从而有效纠正枕后位、枕横位，使胎头顺利入盆及下降，促进自然分娩，降低因枕后位而导致的剖宫产率。同时产妇跪式伏在圆形分娩球上可使产妇腹部重心前移，缓解胎头枕骨对产妇骶尾部的压迫，改善盆腔血流动力学，故可缓解产痛。产妇跪式伏在圆形分娩球上，还可以让其丈夫对腰骶部进行更加全面到位的按摩、热敷、冷敷或骨盆挤压，可有效地减轻腰骶部的胀痛及不适感。跪式体位也是应用墨西哥围巾筛动骨盆较好的体位。

3）站立前倾式圆形分娩球运动

（1）方法：如图3-10所示，圆形分娩球放置于床上，产妇面向球正位站立，双脚打开1.5倍肩宽，脚趾对准前方或稍朝外，双手抱球，身体前倾，胸、肩及头俯卧于球面（球面垫毛巾或浴巾），脸朝一侧，注意避免压迫腹部。在此体位基础上也可利用圆形分娩球进行骨盆运动。

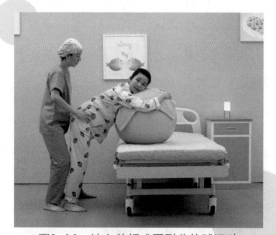

图3-10　站立前倾式圆形分娩球运动

（2）作用：站立前倾式圆形分娩球运动同跪式圆形分娩球运动一样，均可缓解腰背部的不适与疼痛；促进胎头内旋转，纠正枕后位及枕横位；有利于发挥重力作用，促进胎头下降；该体位同样也是墨西哥围巾筛动骨盆较好的体位；该体位还利于按摩、热敷、冷敷或骨盆挤压。

4）依墙滑行式圆形分娩球运动

（1）方法：如图3-11所示，产妇站立、两脚分开与肩同宽或以产妇感觉舒适、身体平衡为准。将圆形分娩球放在腰部作为支撑依靠于墙面，在身体感觉平衡后，以此作为支点，利用球依墙进行上下缓慢滑行。向下滑行时双手由大腿根部前方贴着大腿滑行至膝盖，向上滑行时，双手从膝盖沿大腿滑行至大腿根部。依墙滑行持续时间以产妇自我感觉舒适为宜，需严格掌握滑行力度与幅度，滑行时不过于深蹲，身体应紧贴圆形分娩球，可用腰轻轻弹动圆形分娩球按摩腰部。

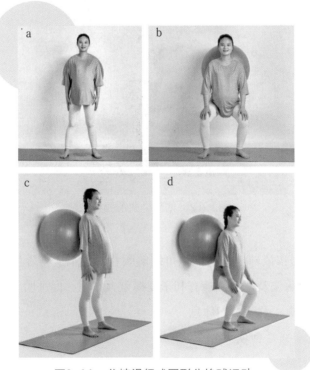

图3-11 依墙滑行式圆形分娩球运动

（2）作用：依墙滑行式圆形分娩球运动可帮助打开产道；增加重力，促进胎头旋转与下降；可锻炼按摩腰背部肌肉，增加舒适度，缓解腰背部的不适和疼痛。

5）依球坐式前倾位

（1）方法：产妇坐于圆形分娩球上，身体前倾靠在陪护人员身上、上臂支撑在自己的大腿上或前倾靠在床面（图3-12），也可采取跪坐位，头部、肩颈部及胸部俯趴于圆形分娩球上。

应用该体位需注意，第一产程潜伏期一般不超过20 min，第一产程活跃期及第二产程一般不超过10 min，预防宫颈及外阴水肿的发生。同时，不应过分强调前倾的姿势和程度，要以产妇自我感觉舒适为宜。

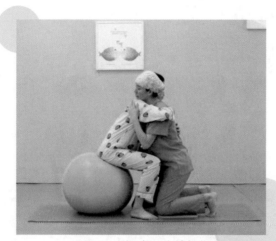

图3-12　依球坐式前倾位

（2）作用：依球坐式前倾位可缓解腰背部的不适与疼痛；促进胎头内旋转，纠正枕后位及枕横位；有利于发挥重力作用，促进胎头下降；利于按摩、热敷及冷敷；利于产妇休息。

6）依球坐式后仰位

（1）方法：靠近墙面铺好瑜伽垫，圆形分娩球放置于墙边依靠于墙面，产妇在圆形分娩球前坐在瑜伽垫上，然后依靠圆形分娩球后仰。双手可分别放置在两个膝盖上，全身放松休息。接着继续背靠圆形分娩球，双手托腹部，缓慢地将臀部离开地面，双脚稳固踩在地面，肩颈及上背部位置压向圆形分娩球，如图3-13所示。

宫颈及外阴水肿产妇不宜应用依球坐式后仰位。应用该体位需注意，第一产程潜伏期一般不超过20 min，第一产程活跃期及第二产程一般不超过10 min，预防宫颈及外阴水肿的发生。同时，不应过分强调后仰的姿势和程

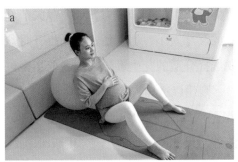
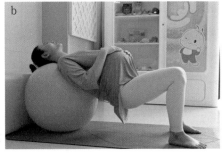

图3-13　依球坐式后仰位

度，要以产妇自我感觉舒适为宜。

（2）作用：该体位可缓解腰背部不适与疼痛；可纠正骨盆倾斜度；有利于悬垂腹产妇胎儿入盆；有利于产妇休息；有利于扩张产道，发挥重力作用。

5. 结束及评价

注意各体位及运动的时间控制，圆形分娩球运动结束后应做好相关数据如生命体征、胎心等情况的评估及记录，同时评估应用的效果。

四、花生形分娩球在产程中的应用

（一）花生形分娩球运动的适应证

产妇自愿应用花生形分娩球，产妇产时需要卧床，产妇应用硬膜外麻醉镇痛后，产妇有合并症或感到疲惫需要休息时，产时需协助产妇取舒适体位。

（二）花生形分娩球运动的禁忌证

产妇不能经阴道分娩者；产妇有臀部、骨盆或耻骨损伤，或过去曾有过损伤者；产妇有脚踝或腿部受伤。

（三）花生形分娩球的选择

花生形分娩球选择正确的使用尺寸很重要，一般花生球的尺寸是指从地板到较大端之一的最高点距离，如图3-14所示。

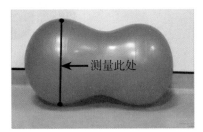

←测量此处

图3-14　花生形分娩球尺寸测量示意

如果花生形分娩球选择的尺寸太大，可能会给臀部带来压力，如使髋关节外展过度，产妇无法放松状态；如果选择的尺寸太小，那它便达不到打开骨盆的效果。产妇取侧卧位时，应根据需要选择合适的花生形分娩球；取半坐位时，建议选择较小的尺寸；抱球用力时，则建议选择较大的尺寸。

花生形分娩球尺寸的选择，供应根据产妇的身高进行选择（表3-2），还取决于产妇的臀部到脚踝的长度，此外，尺寸的选择也与产妇所采取的体位有关。因此，在进行尺寸选择时，应根据产妇实际情况来选定。常见的尺寸有40 cm、50 cm、60 cm、70 cm，如图3-15所示，其中40 cm、50 cm较为常用。

表3-2　花生形分娩球尺寸选择

选择条件	分娩球尺寸
产妇身高≤160 cm	40 cm
产妇身高161～170 cm	50 cm
产妇身高>170 cm或BMI>35 kg/m²	60 cm
产妇只能坐在上面和跨骑	70 cm

注：以上尺寸仅供参考。

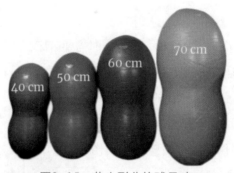

图3-15　花生形分娩球尺寸

（四）花生形分娩球的应用流程

1. 评估

应用花生形分娩球前，需评估产妇各项情况，并排除禁忌证后方可应用。如评估孕产史、孕周、胎数、产程进展情况、宫缩情况、胎方位、胎心情况、宫口开大情况、宫颈有无水肿、有无严重的妊娠合并症或并发症、生命体征、疼痛情况、健康状态、精神状态、进食及排便情况、双下肢情况、有无应用镇痛镇静药物、对花生形分娩球相关知识了解情况等，排除使用花生形分娩球禁忌证。

2. 解释并告知

评估无禁忌证，适宜进行花生形分娩球运动后，应提前向其解释并告知花生形分娩球的原理、目的、方法和注意事项，知情同意并取得配合。

3. 应用前准备

取得产妇的同意后即可进行相关准备，包括以下4个方面的准备。

1）环境准备

环境应具备一定的活动空间，安全舒适、温湿度适宜、光线柔和，避免刺激性光源，可预备轻快的音乐。

2）物品准备

安全、大小及饱满度合适的花生形分娩球，瑜伽垫或防滑软垫，分娩球充气设施，护膝、体位垫或枕头，稳固的凳子或扶栏。

3）产妇准备

排空大小便，避免过饱和饥饿状态，可饮用适量温水，穿着宽松舒适的衣物，着平底防滑鞋或赤脚；裤腿下缘不能低于踝关节。

4）操作者准备

操作者具备花生形分娩球应用相关知识技能，能胜任操作，着装整洁规范。

4. 实施

准备完毕应先示范操作，再协助产妇进行应用。产时花生形分娩球应用的方法主要包括以下几种：

1）单弓步

（1）方法：操作者将床头摇高45°，将花生形分娩球置于产妇左侧或右侧大腿下；操作者亦可指导产妇坐于地面，将一个花生形分娩球置于产妇颈后，产妇呈放松状态往后靠，操作者再将另一花生形分娩球置于产妇左侧或右侧大腿下，如图3-16所示。应用此体位时，在第一产程潜伏期建议应用时间控制≤20 min；第一产程活跃期或第二产程建议应用时间控制在5～10 min内，以避免宫颈及外阴水肿的发生。

（2）作用：增加卧床产妇的重力作用，从不同方向打开骨盆入口，提高产妇舒适度。

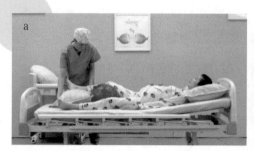
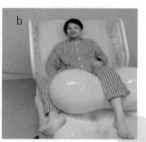

图3-16　单弓步

2）双弓步

（1）方法：操作者将床头摇高45°，并把花生形分娩球置于产妇双侧大腿下，产妇两腿自然分开，两手分别放在两大腿上或双手抱住腹部，行此体位时陪护人可在产妇背后让其依靠在身上，如图3-17所示。此体位应用时间要求同单弓步。

（2）作用：增加卧床产妇的重力作用，打开骨盆入口，提高产妇舒适度。

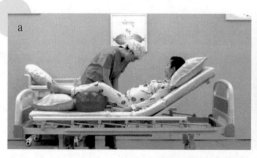
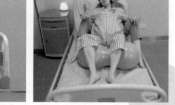

图3-17　双弓步

3）侧卧姿势

（1）方法：产妇取左侧或右侧卧位，操作者将花生形分娩球放在产妇两腿之间，如图3-18所示。该体位应用时间控制在20～30 min内。

（2）作用：增加胎盘血流与氧气循环，打开骨盆，提高产妇舒适度。

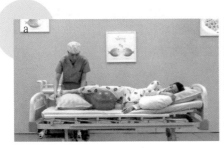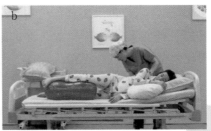

图3-18 侧卧姿势

4）坐式前倾姿势

（1）方法：产妇可坐于花生形分娩球上，双手环抱住陪护者或操作者脖子向前倾。操作者亦可准备两个分娩球，将分娩球置于地面，指导产妇坐于分娩球上，将另一花生形分娩球置于床上，产妇双手叠放在分娩球上呈坐式前倾姿势，如图3-19所示。该体位应用时间控制在20～30 min内。

（2）作用：增加重力作用，促进胎头下降；扩张产道；提高产妇舒适度。

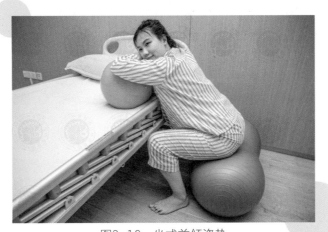

图3-19 坐式前倾姿势

5）跪式姿势

（1）方法：产妇双手放在床上，一只脚跪在床上，另一只脚跪在花生形分娩球上，如图3-20所示。该体位应用时间控制在20~30 min内。

（2）作用：帮助胎儿在产妇子宫内旋转，纠正胎头位置异常，促进胎头下降；扩张产道；缓解宫颈水肿。

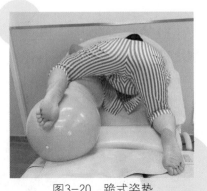

图3-20　跪式姿势

6）用力姿势

（1）方法：用力姿势主要有两种，分别是前倾抱球和侧卧弓背抱球。

前倾抱球：操作者将床头抬高45°，将花生形分娩球放置在产妇两腿之间靠近腹部，产妇双手抱住分娩球，如图3-21所示。

侧卧弓背抱球：操作者将床头抬高45°，产妇侧卧弓背，球置于产妇两腿之间靠近腹部，产妇双手抱住分娩球，如图3-22所示。

（2）作用：增加重力作用；扩张产道，利于用力。

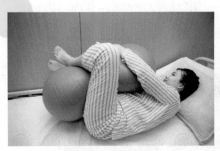

图3-21　前倾抱球

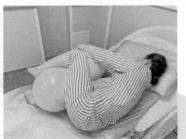

图3-22　侧卧弓背抱球

五、分娩球在产程中应用的注意事项

（一）圆形分娩球在产程中应用的注意事项

（1）应用圆形分娩球最好身边有陪护，尤其是刚开始接触圆形分娩球时。

（2）不要在闷热、潮湿或寒冷的环境中进行圆形分娩球运动。

（3）进行圆形分娩球运动前，应做5～10 min的热身准备，运动时应着宽松舒适衣裤，着平底防滑鞋或赤脚，并排空大小便，避免饥饿或过饱的状态。

（4）进行圆形分娩球运动时动作要轻柔，运动幅度不能太大，以免跌倒。上下球或转换姿势时需加倍小心，避免足尖练习，避免方向、水平、速度突然变化。坐位上下震动时，须保持小腿和大腿、大腿和脊柱形成约90°，避免在圆形分娩球上弹动时弯曲或旋转脊柱。

（5）无论做任何动作，球的充气口均应放置在侧面，不能被身体、地面或墙面压住。

（6）跪式圆形分娩球运动时注意保护膝盖，可戴护膝、放置护膝垫或软枕，以预防压疮的发生。

（7）注意圆形分娩球运动的强度，以中等强度为宜，一般可通过以下几种方法评估是否为中等强度运动。

A. 心率法：中等强度运动需要中等强度的努力并可明显加快心率，一般为运动后心率达到最大心率的50%～70%，主观感觉稍疲劳，但10 min左右可得以恢复。最大心率为220-年龄，中等强度运动心率计算举例如下：

赵太太，年龄26岁：

最大心率=220-26=194；

中等强度运动心率范围=（194×50%）～（194×70%）=97～136；

即活动后的心率以97～136次/min为宜。

B. 谈话测试：1939年，英国牛津大学John Grayson教授在指导登山运动时，建议登山者"不要爬得比你说话还快（climb no faster than you can speak）"，这是最早的谈话测试。20世纪90年代后期，有研究通过观察运动时谈话流畅度（谈话测试），可保证运动个体处于适宜发展心肺功能的运动强度范围。谈话测试是一种保证训练强度的简便方法，孕妇在运动过程中，以运动时能够维持一般的对话为宜，如上气不接下气，甚至不能说话，表示运动强度过量。

C. 自觉疲劳程度量表：自觉疲劳程度量表（rating of perceived exertion,

RPE）是瑞典著名的生理心理学家Gunnar Borg于1970年创立的。如表3-3所示，RPE的范围是6～20，6代表"非常轻松"（very very light），20代表"非常吃力"（very very hard）。孕期安全有效的运动强度应控制在12～14较为合适，也就是"稍吃力"（somewhat hard）这一水平。

表3-3　自觉疲劳程度量表

RPE	主观运动感觉特征
6	
7	非常轻松（very very light）
8	
9	很轻松（very light）
10	
11	轻松（fairly light）
12	
13	稍吃力（somewhat hard）
14	
15	吃力（hard）
16	
17	很吃力（very hard）
18	
19	非常吃力（very very hard）
20	

D. 自我感觉运动强度量表：安全有效的运动也可通过运动时自我感觉运动强度来估计运动强度，见表3-4。级别1～4属于低强度；级别5～7属于中等强度；级别8～10属于高强度。该强度级别与个体身体状况和运动水平有关。

表3-4　自我感觉运动强度量表

级别	感觉特征
0	休息状态
1～2	很轻、轻
3～4	较轻

续表

级别	感觉特征
5~6	稍累
7~8	累
9~10	很累

（8）注意胎心、胎动变化，每运动20~30 min，听胎心音1次。

（9）运动时保持呼吸均匀、顺畅，切忌屏住呼吸，避免造成母胎缺氧。

（10）确保孕妇知晓停止圆形分娩球运动的征兆。

（11）注意保养圆形分娩球：①应用撬塞器放气，注意其使用方法。②分娩球充气时温度应为18~32 ℃，避免在过湿、过热的环境下充气。第一次充气时，充气至50%，24 h后再完全充气80%~85%。③注意查看说明书内圆形分娩球可承受的重量。圆形分娩球通常能承受300磅（136 kg）的重量，使用时应注意按照使用说明，如果没有使用说明书，首先应与销售商或制造商联系，以免超过分娩球承重范围，导致危险事件发生。④如圆形分娩球有破损，应丢弃，勿尝试修补。⑤使用时需检查球表面是否有异物，勿在粗糙、凹凸不平的表面上使用，应使用防滑软垫，同时，使用时应移走危害物件。⑥分娩球应放置在阴凉处，避免强光曝晒。⑦分娩球使用皂水进行清洁，避免用酒精以防腐蚀球面。⑧分娩球使用期限不超过1.5年。⑨如图3-23所示，圆形分娩球不使用期间可用布套袋包裹保管好，同时这样也方便携带拿取。

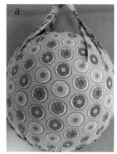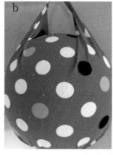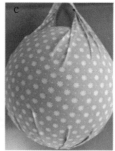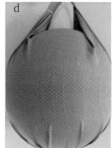

图3-23　布套袋包裹圆形分娩球

（二）花生形分娩球在产程中应用的注意事项

（1）需注意，对于宫颈及外阴水肿的产妇不宜采用单弓步、双弓步及坐式前倾姿势。

（2）产妇行跪式姿势时，操作者应陪在身旁，并做好防跌倒措施。

（3）花生球不要充气过度，否则会引起产妇使用不适感。

（4）应用花生球取各种体位时，以产妇舒适为主。

（5）注意胎心、胎动变化，每运动20～30 min，听胎心音1次。

参考文献

［1］PENNY SIMKIN，RUTH ANCHRTA. 产程进展手册［M］. 陈改婷，张红玉，主译. 2版. 西安：世界图书出版公司，2011：291.

［2］庞汝彦，张宏玉. 导乐分娩培训教材［M］. 北京：中国社会出版社，2017：128-140.

［3］徐鑫芬，熊永芳，余桂珍. 助产临床指南荟萃［M］. 北京：科学出版社，2021：72-81.

［4］余桂珍，王昕，钟文彬. 助力顺产：分娩球实用指南［M］. 石家庄：河北科学技术出版社，2019：10，58-61.

［5］PENNY SIMKIN，LISA HANSON，RUTH ANCHETA. 助产手册早期预防和处理难产［M］. 钟梅，雷慧中，涂新，主译. 4版. 广州：广东科技出版社，2018：406.

［6］韩璐阳，陈丹青. 孕期运动研究进展［J］. 国际妇产科杂志，2016，43（5）：556-560.

［7］黄传业，潘明玲，蔡鸣凤，等. 谈话测试在运动医学领域的应用与研究进展［J］. 中国运动医学杂志，2017，36（7）：639-644.

［8］朱远，张爱霞，樊雪梅，等. 降低产时会阴损伤干预方法的现状及展望［J］. 中国护理管理，2018，18（8）：1116-1120.

［9］BORG G. Perceived exertion as an indicator of somatic stress［J］.

Scand J Rehabil Med, 1970, 2（2）：92-98.

［10］ACOG. ACOG Committee Opinion No.267：exercise during pregnancy and the postpartum period［J］. Obstet Gynecol, 2002, 11：171-173.

［11］ARTAL R. Guidelines of the American College of Obstetricians and Gynecologists for exercise during pregnancy and the postpartum period.［J］. British Journal of Sports Medicine, 2003, 37（1）：6-12.

［12］MOTTOLA M F, DAVENPORT M H, RUCHAT S M, et al. 2019 Canadian guideline for physical activity throughout pregnancy［J］. Br J Sports Med, 2018, 52（21）：1339-1346.

［13］DELGADO A, MAIA T, MELO R S, et al. Accepted manuscript birth ball use for women in labor：a systematic review and meta-analysis［J］. Complement Ther Clin Pract, 2019, 35：92-101.

［14］GRENVIK J M, ROSENTHAL E, WEY S, et al. Birthing ball for reducing labor pain：a systematic review and meta-analysis of randomized controlled trials［J］. J Matern Fetal Neonatal Med, 2021, 21：1-10.

［15］HICKEY L, SAVAGE J. Effect of peanut ball and position changes in women laboring with an epidural［J］. Nurs Women's Health, 2019, 23（3）：245-252.

［16］ROTH C, DENT S A, PARFITT S E, et al. Randomized controlled trial of use of the peanut ball during labor［J］. MCN Am J Matern Child Nurs, 2016, 41（3）：140-146.

［17］TUSSEY C M, BOTSIOS E, GERKIN R D, et al. Reducing length of labor and cesarean surgery rate using a peanut ball for women laboring with an epidural［J］. J Perinat Educ, 2015, 24（1）：16-24.

［18］AHAMDPOUR P, MOHAMMAD-ALIZADEH-CHARANDABI S, DOOSTI R, et al. Use of the peanut ball during labour：a systematic review and meta-analysis［J］. Nurs Open, 2021, 8（5）：2345-2353.

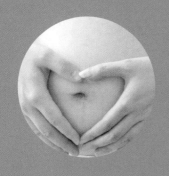

第四章

水　疗

一、水疗的起源

水疗是指利用不同温度、不同压力和不同溶质含量的水，以不同方式作用于人体以防病治病的一种方法。水疗对人体的作用主要有温度刺激、机械刺激和化学刺激。按其使用方法可分淋浴、浸浴、喷射浴、漩水浴、气泡浴等，目前产科临床常用淋浴与浸浴。

早在古希腊时代，西方医学之父希波克拉底就使用温泉做治疗，此外古代时期的我国及日本亦有温泉疗法的记载。水疗在产程中的应用，最早可追溯到1803年，史料记载法国一位准妈妈在分娩过程中感到精疲力竭，走进热水浴盆中，想放松一下，结果宝宝很快就降生在水里。之后，20世纪60—80年代，水中分娩在苏联、法国及美国得到越来越多的应用。2003年，我国第一例水中分娩在上海开展。2006年，国内第一家采用专业水中分娩设备的医院在广州成功开展水中分娩。在美国，温水浸泡的使用率在助产实践中有升高的趋势，其范围为水中待产15%~64%，水中分娩9%~31%。

水中分娩至今有100多年的历史，其被国际医学界视为"回归自然"的生育方式，并在世界各国应用。但是，临床上仍然对水中分娩的安全性和相关风险存在一定的担心，美国妇产科医师学会和美国儿科学会近来联合警告称，水中分娩可能造成新生儿严重健康风险。不过美国助产士协会仍然坚持认为，水中分娩是一种安全有效的非药物性镇痛、促进自然分娩的方式，只要做好临床规范、临床指南和跟进措施，在产程中浸泡于温水中不会增加健康妇女和新生儿的风险。

基于水中分娩的安全性和相关风险的争议，以及水中分娩设施及消毒费用昂贵等问题，水中分娩在我国尚未普遍开展，水疗的应用主要集中在水中待产，因此，目前水疗指的是水中待产，而非水中分娩。2016年11月，美国妇产科医师协会发布了水中待产与分娩的第679号委员会意见，意见指出第一产程浸入水中有助于缩短分娩时间及减少麻醉镇痛的使用，适用于孕37周至孕41周+6天无并发症的健康女性。此外，ACOG报告显示，水疗并不会导致孕妇、胎儿或新生儿不良结局等风险的增加。

二、水疗的作用

水疗是减轻疼痛，尤其是减轻时间较长的第一产程的阵痛的一种有效的方法。

水疗镇痛的原理：①温水刺激表皮温度感受器产生的信号到达大脑的速度比疼痛受体传送的速度快，这样有效地阻止了后者的传输，使痛感下降；②将温暖聚集在特定的组织部位，能够改善子宫灌注，提高局部组织的新陈代谢和弹性，以有效提高疼痛阈值；③温热的水及温和按摩的水流可刺激垂体腺分泌β-内啡肽，缓解产妇焦虑紧张的情绪，使产妇肌肉松弛，大幅度消除宫颈抵抗力的发生；④水的温热刺激及水的浮力可使产妇感到失重感，肌肉因不必支持整个身体的重量而放松，加上水流按摩作用，使儿茶酚胺分泌减少，β-内啡肽分泌增加，减轻了宫缩强度，减轻了疼痛强度，同时提高了疼痛的耐受性。

水疗除了减轻分娩疼痛效果显著外，国内外的研究也表明水疗在缩短产程时间、降低药物镇痛及剖宫产率等方面也发挥着重要作用。

三、水疗在产程中的应用时机

产妇睡眠不佳、紧张焦虑、烦躁不安、中度或重度疼痛、产程延缓或停滞、疲乏无力不能自行休息、自感全身不舒适等情况均适合应用水疗。

四、淋浴在产程中的应用

（一）淋浴的适应证

产妇自愿，单胎头位孕37周至孕41周+6天且无并发症，估计胎儿在1 h内不能分娩者，无下床活动禁忌证，第一产程各阶段及第二产程早期。

（二）淋浴的禁忌证

使用镇静剂药物4 h内，平衡能力差或不能站立者，有下床活动禁忌证者，高危妊娠或需要持续母婴监护者。

（三）淋浴的应用流程

1. 评估

应用淋浴前，需评估产妇各项情况，并排除禁忌证后方可应用。如评估孕产史、孕周、胎数、产程进展情况、宫缩情况、胎方位、胎心情况、宫口开大情况、有无严重的妊娠合并症或并发症、生命体征、疼痛情况、健康状态、精神状态、进食及排便情况、双下肢活动情况、有无应用镇痛镇静药物、是否需持续母婴监护、辅助检查结果有无异常、对淋浴的认知情况等，排除淋浴禁忌证或暂时不宜淋浴的情况。

2. 解释并告知

评估无禁忌证，产妇适宜进行淋浴后，应提前向其解释并告知淋浴原理、目的、方法和注意事项，知情同意并取得配合。

3. 应用前准备

取得产妇的同意后即可进行相关准备，包括以下4个方面准备。

1）环境准备

沐浴间应干净、整洁，光线明亮，空气清新，关闭门窗，具有私密性；地面安全，有防滑设施，有扶手或扶手浴椅；环境温度在26～27 ℃；有紧急呼叫装置；可播放产妇喜爱的音乐。如图4-1所示。

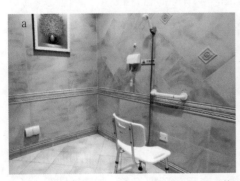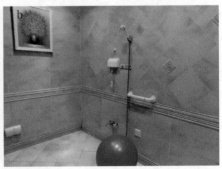

图4-1　淋浴浴室环境

2）物品准备

淋浴喷头、淋浴椅子或凳子、分娩球、浴帽、一次性中单、一次性防水围裙、雨鞋、防滑拖鞋、大浴巾、小毛巾、清洁衣裤、卫生巾、吹风筒、温开水或饮料。

3）产妇准备

排空大小便，避免过饱和饥饿状态，测量生命体征（含疼痛评分）、称体重，监测胎心音、宫口扩张及胎先露下降情况（胎心正常、估计产妇1 h内不会分娩），穿防滑拖鞋，戴浴帽，选择合适体位。

4）操作者准备

操作者具备淋浴应用相关知识技能，能胜任操作，着装整洁规范。

4. 试水温

淋浴前操作者应提前试水温，调节水温至37～37.5 ℃，可根据季节或产妇个体需求进行调节，以产妇自觉舒适为准。

5. 实施

（1）操作者穿上水鞋、防水围裙，冬季洗手衣是长袖时应挽起衣袖。

（2）在产妇宫缩间歇期协助其进入浴室，先让产妇感受下浴室的温度是否适宜，根据产妇个体需求调节浴室温度至适宜水平。

（3）根据产妇个体需求选择适宜体位，站、坐、躺、跪、趴、蹲均可，再根据产妇的体位放置辅助工具如沐浴椅子（凳子）、沙滩椅或助步车等。淋浴过程中也可多种体位交替进行，以产妇自觉舒适为宜。

（4）协助产妇戴浴帽及脱衣服，先脱去裤子，再脱去上衣。

（5）第一个5 min先实施全身的淋浴，再根据产妇的个体需求进行局部淋浴，产妇自觉怎么舒适就怎么淋浴，一般哪里感觉最疼最不舒服就将淋浴喷头对准哪里淋，如图4-2所示。在产妇同意触碰身体的情况下，淋浴过程中可配合按摩、轻触等，可以实施自行局部按摩，也可由家属或医务人员进行局部按摩。

（6）淋浴过程中应及时补充水分，预防脱水的发生。同时注意观察产妇的一般情况如呼吸、面色等，及时询问产妇自我感受及自觉胎动情况，每

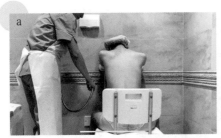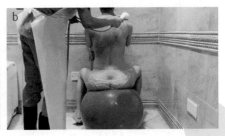

图4-2　淋浴

15～30 min听胎心音及触摸宫缩1次，并严密观察阴道分泌物、胎膜情况及羊水性状。

（7）掌握淋浴结束的时机，适时结束淋浴。淋浴结束的时机有：①产妇出现疼痛难忍，无法站或坐；②产妇出现便意感，不可抑制地自发用力；③异常阴道出血；④沐浴时间≥30 min或沐浴时间已接近60 min；⑤产妇出现面色苍白、头晕、乏力等；⑥产妇要求结束沐浴或产妇感觉胎动持续不间断。

（8）淋浴结束后，将大浴巾包裹产妇，协助取下浴帽，并依次协助产妇擦干脸部、颈部、前胸腹部、背部、手部及腋窝，然后将浴巾退至产妇臀部并擦干，随即协助穿上衣并系上扣子。接着再依次擦干大腿、小腿及足部，并协助穿卫生巾及裤子。

（9）离开浴室后，称体重、测量生命体征、监测胎心、进行疼痛评估及根据需要检查宫口扩张及胎先露下降情况。

6. 结束及评价

淋浴结束后应做好相关数据如生命体征、胎心、体重等情况的评估及记录，同时评估应用的效果，如疼痛是否减轻、舒适度是否有提高、产程是否有进展、异常胎方位是否有所改变等。

五、浸浴在产程中的应用

（一）浸浴的适应证

产妇自愿；单胎头位孕37周至41周+6天，无并发症；估计胎儿在1 h内不能分娩；无下床活动禁忌证；宫口开大≥3 cm；胎膜未破，无明显阴道出血。

（二）浸浴的禁忌证

使用镇静剂药物4 h内，平衡能力差或不能站立者，有下床禁忌证者，高危妊娠或需要持续母婴监护者，妊娠合并症，胎儿窘迫，宫缩过强，宫口扩张<3 cm，阴道出血，胎膜已破者。

（三）浸浴的应用流程

1. 评估

应用浸浴前，需评估产妇各项情况，并排除禁忌证后方可应用。如评估孕产史、孕周、胎数、产程进展情况、宫缩情况、胎方位、胎心情况、宫口开大情况、有无阴道出血、胎膜有无破裂、有无严重的妊娠合并症或并发症、生命体征、疼痛情况、健康状态、精神状态、进食及排便情况、双下肢活动情况、有无应用镇痛镇静药物、是否需持续母婴监护、辅助检查结果有无异常、对浸浴的认知情况等，排除浸浴禁忌证或暂时不宜浸浴的情况。

2. 解释并告知

评估无禁忌证，产妇适宜进行浸浴后，应提前向其解释并告知浸浴原理、目的、方法和注意事项，知情同意并取得配合。

3. 应用前准备

取得产妇的同意后即可进行相关准备，包括以下4个方面准备。

1）环境准备

沐浴间干净、整洁，光线明亮，空气清新，关闭门窗，具有私密性；地面安全，有防滑设施，有扶手或扶手浴椅；环境温度在26~27 ℃；有紧急呼叫装置；可播放产妇喜爱的音乐。如图4-3所示。

2）物品准备

浴缸（盆）、水温计、一次性浴缸（盆）套、浴帽、一次性中单、一次性围裙、防滑拖鞋、大浴巾、小毛巾、清洁衣裤、卫生巾、电吹风、温开水或饮料。

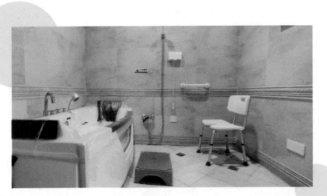

图4-3　浸浴浴室环境

3）产妇准备

排空大小便，避免过饱和饥饿状态，测量生命体征（含疼痛评分）、称体重，监测胎心音、宫口扩张及胎先露下降情况（胎心正常、估计产妇1 h内不会分娩、宫口扩张≥3 cm），穿防滑拖鞋，戴浴帽，选择合适体位。

4）操作者准备

具备浸浴应用相关知识技能，能胜任操作，着装整洁规范。

4. 装水及试水温

为预防感染，浴缸放水前套上一次性浴缸套，再将热水注入浴缸中。应提前测试水温，水温控制在37～37.5 ℃，可根据季节或产妇个体需求进行调节，以产妇自觉舒适为准。

5. 实施

（1）在宫缩间歇期协助产妇进入浴室，先让产妇感受下浴室的温度是否适宜，根据产妇个体需求调节浴室温度至适宜水平。

（2）协助产妇戴浴帽及脱衣服，先脱去裤子，再脱去上衣。

（3）先协助进行淋浴，洗净全身。

（4）再次测试浴缸内水温，以产妇感觉舒适为宜。

（5）协助产妇进入浴盆中。根据产妇个体需求协助采取适宜体位，盆浴时可用坐、躺、跪、趴、蹲体位，一般采取半坐卧位居多，如图4-4所示。盆浴过程中也可多种体位交替进行，以产妇自觉舒适为宜。

（6）在产妇同意触碰身体的情况下，浸浴过程中可配合按摩、轻触等，可以实施自行局部按摩，也可家属或医务人员进行局部按摩。

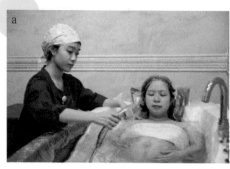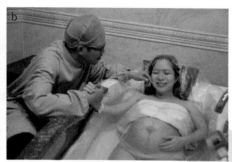

图4-4　浸浴

（7）浸浴过程中应及时补充水分，预防脱水的发生。同时注意观察产妇的一般情况如呼吸、面色等，询问产妇自我感受及自觉胎动情况，每15～30 min听胎心音、触摸宫缩1次，并严密观察阴道分泌物及胎膜情况。一旦胎膜破裂，应马上结束盆浴，以防逆行性感染的发生。

（8）掌握浸浴结束的时机，适时结束浸浴。浸浴结束的时机：①产妇疼痛难忍，无法忍受浸浴；②产妇出现便意感，不可抑制地自发用力；③异常阴道出血；④浸泡时间≥90 min；⑤产妇出现面色苍白、头晕、乏力等；⑥产妇要求结束浸浴或产妇感觉胎动持续不间断；⑦需要为产妇做检查时。

（9）浸浴结束后，取下浴帽，协助产妇站立，用浴巾包裹产妇，并依次擦干脸部、颈部、前胸、腹部、背部、手部、腋窝，然后将浴巾退至产妇臀部并擦干，随即穿上衣并系上扣子。接着再协助产妇离开浴盆，再依次擦干大腿、小腿及足部，并协助穿卫生巾及裤子。

（10）离开浴室后，称体重、测量生命体征、监测胎心、进行疼痛评估及根据需要检查宫口扩张及胎先露下降情况。

6. 结束及评价

浸浴结束后应做好相关数据如生命体征、胎心、体重等情况的评估及记录，同时评估应用的效果，如疼痛是否减轻、舒适度是否有提高、产程是否有进展、异常胎方位是否有所改变等。

六、水疗在产程中应用的注意事项

（1）严格掌握水疗的适应证与禁忌证，视每个产妇的个体及产程的不同阶段选择合适的水疗方法。

（2）不管是淋浴还是浸浴，水温均应保持在37～37.5 ℃（可根据季节或产妇个体需求进行调节），水温不能过高，以免烫伤或引起胎儿缺氧；也不能过低，以免导致产妇着凉。

（3）水疗过程需有人陪伴产妇，不能留产妇独自一人。注意安全，预防跌倒、烫伤、着凉等情况，注意观察产妇的一般情况如呼吸、面色等，询问产妇感受及自觉胎动情况，每15~30 min听胎心音、触摸宫缩1次，观察阴道分泌物、破膜情况及羊水性状。产妇如果在浸浴过程中破膜应马上结束浸浴。

（4）注意把握水疗的结束时机，淋浴时间最好控制在30～60 min，浸浴时间最好控制在60～90 min。

（5）在水疗过程中补充水分与营养。每隔1～2次子宫收缩后主动给产妇喝水比询问产妇是否需要更适宜。

（6）浸浴时胸前区要露出水面，减轻静水压对心功能的影响。

（7）浸浴前一般使用一次性浴缸（盆）套，预防交叉感染。同时，应注意浴缸（盆）的清洁及消毒，通常应用含氯消毒剂来抑制微生物的生长。浴缸（盆）采用高效消毒剂喷洒，或将浴缸（盆）中放满水，再加入两杯漂白粉，浸泡一段时间然后再将水放掉，并再次用干净水冲洗。产妇使用后应对浴缸（盆）彻底清洗后使用"84"消毒液浸泡消毒；消毒完毕用清洁大单遮盖以备下次使用。同时每周由专人对水疗室进行细菌标本采样，监测消毒灭菌效果，确保符合医院感染控制要求。

参考文献

[1] PENNY SIMKIN, RUTH ANCHETA. 产程进展手册 [M]. 陈改婷, 张红玉, 主译. 2版. 西安: 世界图书出版公司, 2011: 291.

[2] 刘兴会, 漆洪波. 难产 [M]. 北京: 人民卫生出版社, 2015: 518.

[3] 庞汝彦, 张宏玉. 导乐分娩培训教材 [M]. 北京: 中国社会出版社, 2017: 147-154.

[4] PENNY SIMKIN, LISA HANSON, RUTH ANCHETA. 助产手册: 早期预防和处理难产 [M]. 钟梅, 雷慧中, 涂新, 主译. 4版. 广州: 广东科技出版社, 2018: 377.

[5] 刘兴会, 贺晶, 漆洪波. 助产 [M]. 北京: 人民卫生出版社, 2018: 418.

[6] 徐鑫芬, 熊永芳, 余桂珍. 助产临床指南荟萃 [M]. 北京: 科学出版社, 2021: 126-133.

[7] 余桂珍, 胡金英, 丁玲玲, 等. 温水浴对低危初产妇产程及分娩结局的影响 [J]. 中华现代护理志, 2013, 19 (31): 3900-3902.

[8] 张薇, 汪小华. 水中镇痛对初产妇分娩镇痛效果的影响 [J]. 中国实用护理杂志, 2016, 32 (20): 1553-1557.

[9] 黄遐, 杨娟, 杨永秀. 分娩镇痛研究进展 [J]. 国际妇产科学杂志, 2017, 44 (2): 197-201.

[10] 查锦芬, 宋华梅, 毛巧玲. 水中分娩对低风险产妇围产期妊娠结局的影响 [J]. 中国妇产科临床杂志, 2019, 20 (3): 249-250.

[11] Academy of Pediatrics Committee on Fetus and Newborn, American College of Obstetricians and Gynecologists Committee on Obstetric Practice. Immersion in water during labor and delivery [J]. Pediatrics, 2014, 133 (4): 758-761.

［12］ACOG. ACOG Committee Opinion No. 679：immersion in water during labor and delivery ［J］. Obstetrics and Gynecology，2016，128 （5）：e231-e236.

［13］CLUETT ER，BURN E，CUTHBERT A. Immersion in water during labour and birth ［J］. Cochrane Database Syst Rev，2018，5 （5）：CD000111.

［14］HENRIQUE A J，GABRIELLONI M C，RODNEY P，et al. Non-pharmacological interventions during childbirth for pain relief, anxiety，and neuroendocrine stress parameters：a randomized controlled trial ［J］. Int J Nurs Pract，2018，24（3）：e12642.

［15］American College of Obstetricians and Gynecologists' Committee on Practice Bulletins—Obstetrics. ACOG practice bulletin no. 209：obstetric analgesia and anesthesia ［J］. Obstet Gynecol，2019，133 （3）：e208-e225.

［16］ALHAFEZ L，BERGHELLA V. Evidence-based labor management：first stage of labor （part 3）［J］. Am J Obstet Gynecol MFM，2020，2（4）：100185.

［17］TASKIN A，ERGIN A. Effect of hot shower application on pain anxiety and comfort in the first stage of labor：a randomized controlled study ［J］. Health Care Women Int，2021，22：1-17.

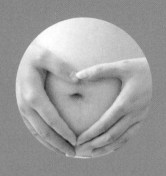

第五章

按　　摩

一、按摩的起源

按摩是指用手在人体体表的特定部位进行推、按、捏、揉等动作，常用于缓减肌肉紧张，使个体得到安抚和放松。按摩可以包括特定的物理技术或手法，例如深层组织按摩、瑞典式按摩等，不同的按摩技术可能适合不同的女性。

按摩治疗源远流长，考古研究发现按摩的证据可以追溯到公元前2700年左右。在古希腊等地的历史上，按摩似乎一直是主要的治疗方式，希波克拉底将医学描述为"摩擦的艺术"。在中国，按摩的最早记载是在商朝（公元前1600年左右），当时称它为"按揉"。此外，《庄子》《老子》《荀子》《墨子》等书都有关于按摩导引（即自我按摩）的记载，由此可见我们祖先早已懂得运用按摩来治疗和预防疾病。

按摩是一种广泛用于分娩的非药物镇痛技术。产程中按摩是一种旨在促进产妇放松及减轻疼痛的抚触，通过这种特殊的抚触可减少肾上腺素和去甲肾上腺素分泌，并增加内啡肽和催产素水平来减轻分娩疼痛，而且通过增加子宫收缩来缩短分娩时间。世界卫生组织建议对分娩中要求减轻疼痛的健康孕产妇使用手法技术，如按摩技巧，让产妇享受有益的分娩经历，在助产人员持续实践、情感的支持下生产健康的婴儿。

二、按摩的作用

国外有学者对按摩和穴位按压在减少分娩疼痛和分娩时间及提升分娩满意度方面进行研究，研究结果表明按摩和穴位按压的双重应用比单独应用任何一种疗法都相对更有效，并且按摩比穴位按压更有效。

按摩通过机械刺激软组织对生物体产生生理和心理影响。按摩能降低引起产妇疼痛和焦虑的激素（儿茶酚胺、肾上腺素等）水平，在分娩过程中诱导放松，减轻疼痛的严重程度，放松肌肉痉挛，增加身体活动，吸引产妇的注意力，并有助于整体放松。

产时按摩能够使总产程缩短、顺产率增加、剖宫产率下降、住院天数减少，还可减少硬膜外麻醉镇痛的应用，改善产妇的心境和情绪，使产妇处于最佳状态，加深做母亲的幸福感和责任感，减少产后抑郁。

三、按摩在产程中的应用

（一）按摩的适应证

产妇自愿，产妇主诉某部位疼痛（如骶部、腰部、大腿等），产妇焦虑、紧张，需要放松时。

（二）按摩的禁忌证

诊断不明确的急性脊柱损伤或伴有脊髓症状患者，有出血倾向或有血液病的患者，体表按摩部位有静脉曲张、动脉瘤、瘢痕、深静脉血栓形成、感染、破损或皮肤病的患者，不能配合医护人员操作的患者，严重的妊娠合并症，如严重心、脑、肺疾病或体质过于虚弱者，超声及产前检查提示明显高危因素者。

（三）按摩的应用流程

1. 评估

按摩前需评估产妇各项情况，并排除禁忌证后，如评估孕产史、孕周、产程进展情况、宫缩情况、胎方位、胎心情况、宫口开大情况、有无严重的妊娠合并症或并发症、生命体征、过敏史、疼痛情况、健康状态、精神状态、进食及排便情况、皮肤情况、有无应用镇痛镇静药物、辅助检查结果有无异常、对按摩的认知情况等。

2. 解释并告知

评估无禁忌证后，产妇可进行按摩操作，应提前向其解释并告知按摩原理、目的、方法和注意事项，知情同意并取得配合。

3. 应用前准备

取得产妇的同意后即可进行相关准备，包括以下4个方面准备。

1）环境准备

环境安全舒适、温湿度适宜、光线柔和，具备隐私性，可依据产妇需求播放舒缓的音乐。

2）物品准备

根据产妇按摩时所需采取的体位准备物品，如床、凳子、椅子、枕头、被子、体位垫、分娩球、按摩油、各种按摩器具、软毛巾、纸巾等。

3）产妇准备

排空大小便，避免过饱和饥饿状态，测量生命体征（含疼痛评分），监测胎心音、宫口扩张及胎先露下降情况，穿宽松的衣服，选择合适体位。

4）操作者准备

操作者具备按摩相关知识技能，能胜任该操作，着装整洁规范，双手温暖、清洁，时间安排合理。

4. 实施

1）按摩手法的基本要求

（1）持久：可以按某种手法操作能持续一定的时间。

（2）有力：可以根据产妇的体质在一定的力度下运用某种手法。

（3）均匀：各种按摩手法的力度、速度、频率等均有一定的节律。

（4）柔和：手法轻而不浮，重而不滞，不生硬粗暴，变换动作自然。

2）按摩器具

按摩器具是一种针对人身体全身或者局部部位进行按摩的辅助按摩工具，是基于物理学、中医学、仿生学等研制出来的家用保健按摩器具，可为使用者带来类似按摩、推拿、锤击、刮痧、针灸等仿真功能体验。在协助产妇进行按摩时，常使用按摩器具。常见的按摩器具有按摩珠、按摩球、按摩马等，如图5-1所示。

3）按摩油的选择

进行按摩时，一般需要在皮肤上涂上一些按摩油。按摩油可以增加手与皮肤之间的润滑度，防止按摩过程中擦伤皮肤，还可滋润皮肤。现在常用的按摩油有植物油和精油。一般来说，孕妇可以使用的植物油有葡萄籽油、大

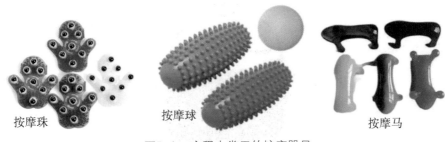

按摩珠　　　　　　　按摩球　　　　　　　按摩马

图5-1　产程中常用的按摩器具

豆油、甜杏仁油等，而精油以温和的柑橘类纯精油为主，如甜橙精油、佛手柑精油、橙花精油等。

4）产程中常用的按摩

（1）头部按摩。

A. 按摩时机：产程中的任何时候，产妇紧张需要放松时即可使用。

B. 体位选择：产妇取卧位或坐位。

C. 按摩方法：

第一步：操作者双手轻抱孕妇头部、面部两侧，双手拇指向上。把拇指重叠在头的顶部中点的百会穴，如图5-2所示，即两耳尖连线的中点，持续按压9 s。

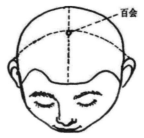

图5-2　百会穴位置示意

第二步：双手拇指重叠于中点往上向面部前移1横指按压3 s，再分别到中点、中点向下移动1横指持续按压3 s，如图5-3所示。在头顶左边中线重复一次，最后在头顶右边中线重复一次，总共9个点，每个点按压3 s。

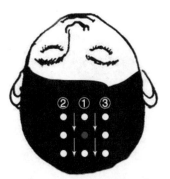

图5-3　头顶按摩部位示意

第三步：双手拇指相向置于鼻子及眼眉之上的前额，面部两侧安放在手掌内。在前额中间轻柔按压，并将拇指移至太阳穴，如图5-4所示。双手拇指在太阳穴处慢慢向按摩者方向打圈3次，太阳穴是敏感部位，按压力度要轻、慢，以产妇觉得舒适为宜。接着稍微往发际线方向上移1横指，重做1次，最后再往发际线方向上移1横指，按步骤重做1次。

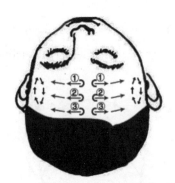

图5-4　前额及太阳穴按摩部位示意

第四步：回到头顶，双手所有手指的指腹在头皮施以慢而坚定的按摩，然后重复第一步及第二步。完成后，以坚定的动作把其中一只手贴于额头，另一只手重叠于额头，维持3 s。

（2）肩部按摩。

A. 按摩时机：产程中的任何时候，产妇紧张需要放松时即可使用。

B. 体位选择：产妇取坐位或坐式前倾位，头部枕在手臂或枕头上。

C. 按摩方法：

第一步：操作者将双手放在近颈部的双肩位置，由颈部向肩部抚触，再由肩部向上臂抚触，接着由上臂开始揉捏经过肩部直到颈部。重复以上动作3~4次。

第二步：操作者双手握住双肩，按产妇舒适的力度揉捏或挤压然后松开，持续1~2 min。

第三步：用一只手中间的3个手指，在肩部或脊柱小范围内做简单的深度环形按摩，每个部位按摩15~30 s。按照产妇的需求，然后转到下一部位。

（3）手部按摩。

A. 按摩时机：产程中的任何时候，产妇紧握拳头或床单、床栏时。

B. 体位选择：产妇取卧位或坐位。

C. 按摩方法：

第一步：操作者取略高于产妇的位置面朝产妇坐下或站立，一手托住产妇手掌，另一手与产妇手臂垂直，沿产妇手臂内侧向上均匀按摩至肩部，然后手部与产妇手臂平行，沿产妇手臂外侧向下均匀按摩回到手背，如此反复10~15次，按摩力度以产妇舒适为宜。如图5-5所示。

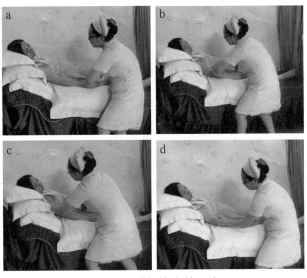

图5-5 手部按摩第一步

第二步：让产妇放松手臂，双手握住产妇的手，手掌紧贴产妇手腕，拇指并排置于产妇手背上，用指腹按摩产妇的手，并逐渐加大按压力度直至产妇感觉舒适的最佳力度，维持这种力度从中间向两侧慢慢按压手掌同时按摩手背，重复操作10次左右。如图5-6所示。

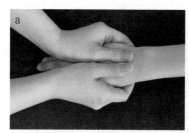 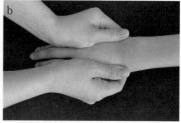

手部按摩，双手拇指合并　　　　　　　　拇指分开

图5-6　手部按摩第二步

（4）背部按摩。

A. 按摩时机：产程中的任何时候，产妇感觉背部疼痛时。

B. 体位选择：产妇取舒适的站、坐或跪式前倾位。

C. 按摩方法：操作者双手平放于产妇下背部，手指朝上，沿着脊椎两侧慢慢向上移动至肩膀，围绕肩膀转向背部两侧，下移至起点。如此反复10～15次，按摩力度以产妇舒适为宜。如图5-7所示。

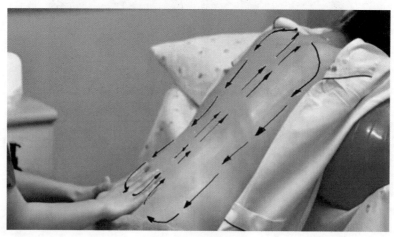

图5-7　背部按摩

（5）腰骶部按摩。

A. 按摩时机：产程中的任何时候，产妇感觉腰骶部疼痛时。

B. 体位选择：产妇取站、坐、侧卧位或趴位（趴在床上、地上或分娩球上）。

C. 按摩方法：根据按摩的部位和按摩者手的方向，可分为腰骶部"T"按摩、腰骶部"B"按摩、腰骶部环形按摩、骶部按摩4种。

腰骶部"T"按摩，操作者双手放骶尾部脊椎两侧，手指朝向上方；配合呼吸，产妇吸气时，按摩的双手向上移动推至腰部。产妇呼气前，双手手指向内，手肘向外。产妇呼气时，双手围绕髋部向下回到起点；宫缩间歇时，双手回到起点，左手维持放在产妇的左髋部，右手回到起点推至骶骨位。双手走的路线呈现一个英文字母"T"的路线。如图5-8所示。

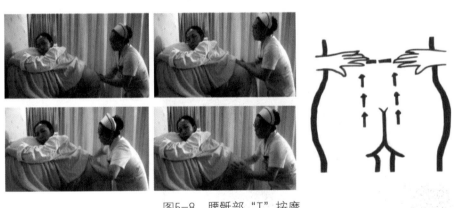

图5-8 腰骶部"T"按摩

腰骶部"B"按摩，以靠近按摩者的髋部为起点，只用单手来按摩；另一只手轻放在产妇肩膀，让其感到被支持；以惯用右手者为例，宫缩开始时，孕妇开始吸气，右手放于髋部上方，横跨腰部移动至另一边。当产妇开始呼气，右手五指张开，围绕髋部及臀部周边移动，用手掌底部轻微向上移动至骶区，沿着臀部周边回到髋部的起点。操作者双手在产妇腰骶部行走一个英文字母"B"的路线。如图5-9所示。

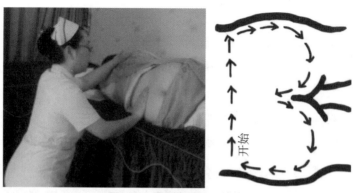

图5-9　腰骶部"B"按摩

腰骶部环形按摩，操作者左手放在产妇的髋部做支撑，右手置于骶尾部，以骶尾部为起点，产妇吸气时，操作者身体向前倾，右手向左、向上按摩；产妇呼气时，操作者身体向后倾，右手向右向下移动到起点。此按摩可重复，持续至宫缩结束。如图5-10所示。

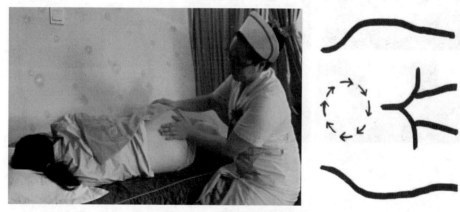

图5-10　腰骶部环形按摩

骶部按摩，按摩者以左手轻轻固定产妇一侧髂骨，一手沿米氏菱形窝部位进行顺时针或反时针按摩，反复10～15次，按摩力度以产妇舒适为宜。米氏菱形窝是指产妇的腰挺直后，在腰骶部可见的菱形窝，主要在妇产科学中用于判断女性骨盆的大小和位置，对女性产道的大小提供间接的指示。在分娩阶段，胎儿的头部作用于母亲背部的米氏菱形窝区域，会造成产妇集中于背部，尤其是骶骨和尾骨附近的疼痛感，此时米氏菱形窝也会随着骨盆的外扩而出现扩张。菱形的上角是第5腰椎棘突，两侧角则相当于两侧的髂后上棘点，下角为两侧臀肌的交叉点，在两侧髂后上棘连线中点上2~2.5cm处，即为第5腰椎棘突下点。

（6）腿部按摩。

A. 按摩时机：宫缩间歇期进行。

B. 体位选择：产妇取卧位、坐位。

C. 按摩方法：操作者双手手指向内放在产妇的脚背上，产妇吸气时，手掌由其足背为起点进行按摩，沿足背由内向上，向小腿、大腿移动，身体随着移动方向往前倾，移动到大腿近端。产妇呼气时，双手十指打开，分别朝大腿内（操作者手不能触及腹股沟）、外侧移动回到原点，操作者身体随着移动方向向后倾，如此反复10~15次，按摩力度以产妇舒适为宜。如图5-11所示。

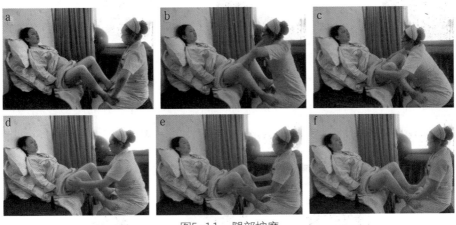

图5-11 腿部按摩

（7）足反射疗法。

足反射疗法使身体不同器官得到放松，从而使人们感到舒适。在分娩过程中，通过刺激脑垂体、子宫和腹腔神经丛反射区来减少疼痛、焦虑和压力。

A. 按摩时机：产程中的任何时候，产妇需要放松时。

B. 体位选择：产妇取卧位、坐位。

C. 按摩方法：操作者在足部均匀地涂上按摩油/膏，对足底进行温和按摩，使足部放松，对其中的子宫、脑垂体、腹腔神经丛反射区施加固定或旋转压力，每只脚按摩20 min。按摩动作要稍快，确保能与呼吸节奏顺畅配合。若宫缩加剧及产妇呼吸加快，不能按摩整个脚部，宫缩时可选择按摩脚的上半部或下半部，当宫缩减少时，渐渐伸展按摩整个脚，如图5-12所示。此外，操作者亦可使用足底按摩球指导产妇在陪伴者的陪同下进行该项足底按摩，如图5-13所示。

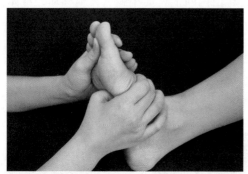

图5-12　足反射疗法

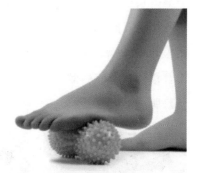

图5-13　足底按摩球协助按摩

足部子宫反射区定位：双足跟骨内侧，内踝骨后下方的类似三角形区域，如图5-14所示。

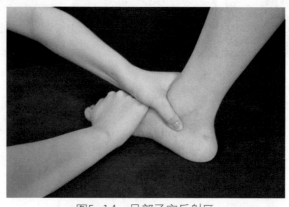

图5-14　足部子宫反射区

足部脑垂体反射区定位：双足拇趾趾腹中央部位。

足部腹腔神经丛反射区定位：双足足底中心部位。

5. 结束及评价

评估产妇生命体征、胎心情况、产妇主观感觉、疼痛情况、按摩部位皮肤情况。

四、按摩在产程中应用的注意事项

（1）产妇在使用按摩疗法之前应咨询医疗保健提供者，不能擅自进行该操作，以免造成不良后果。

（2）产妇在空腹或饱腹时不宜进行按摩，此时易对胃部造成刺激。

（3）按摩的力度不宜过重，以产妇感觉舒适为主。

（4）按摩时需配合产妇的呼吸，每次按摩的时间为20～30 min。有研究显示，在产程中给予产妇数次按摩，每次持续20～30 min，可有效减少产妇的疼痛和焦虑，提高其分娩满意度。

（5）按摩开始后，按摩者的双手不可随意拿开，这样会让产妇觉得按摩的放松感不稳定。

（6）按摩疗法的副作用可能包括暂时性疼痛或不适、瘀伤、肿胀，以及对按摩油过敏等。

（7）女性在怀孕期间深静脉血栓形成的可能性要比非妊娠女性高出5倍，而妊娠期腿部按摩可能伴有未被识别的深静脉血栓而危及生命。因此，行按摩时，应避免按摩四肢的深层肌肉组织尤其是腿部，以免血栓松动或引起血肿。此外，按摩时还应避免按摩腹部，以避免胎盘早剥或子宫破裂。

参考文献

［1］PENNY SIMKIN, RUTH ANCHETA. 产程进展手册［M］. 陈改婷，张红玉，主译. 2版. 西安：世界图书出版公司，2011，1：272-274.

［2］庞汝彦，张宏玉. 导乐分娩培训教材［M］. 北京：中国社会出版社，2017：122-127.

［3］PENNY SIMKIN, LISA HANSON, RUTH ANCHETA. 助产手册：早期预防和处理难产［M］. 钟梅，雷慧中，等，主译. 4版. 广州：广东科技出版社，2018：380-385.

［4］徐鑫芬，熊永芳，余桂珍. 助产临床指南荟萃［M］. 北京：科学出版社，2021：99-108.

［5］邓惠玲，谭玉玲，吴结英，等. LK按摩基础程式在产程中的应用效果分析［J］. 广州医科大学学报，2020，48（4）：86-88.

［6］胡秋文，李洁. LK按摩在产程中的应用效果观察［J］. 医药前沿，2019，9（26）：254-255.

［7］庄小华，蔡凤甜，陈润和，等. LK程式按摩在分娩中的应用效果观察［J］. 心电图杂志（电子版），2018，7（3）：2.

［8］张素玮，吴秋美，杜丽云，等. 产时个性化基础按摩程序对促进自然分娩的影响［J］. 国际护理学杂志，2016，35（21）：4.

［9］郑丽绚，庄小岸，杨巧心. 拉玛泽减痛分娩法结合头部按摩对初产妇分娩方式影响的研究［J］. 国际医药卫生导报，2014，20（24）：4.

［10］李立明，溥奎. 人体养生速查［M］. 长春：吉林美术出版社，2009：199-202.

［11］樊尚荣，杨慧霞. 孕妇调养与产后恢复［M］. 北京：华龄出版社，2000：197.

［12］艾瑞. 5种神奇的自然保健疗法［M］. 卢树强，译. 哈尔滨：黑龙江科学技术出版社，2010：160.

［13］ZHANG X, ZHANG L, XIONG W, et al. Assessment of the reporting quality of randomised controlled trials of massage［J］. Chin Med, 2021, 16（1）：64. Published 2021 Jul 28.

［14］KACAR N, ÖZCAN KESER N. Comparison of the effect of mechanical massage and warm mechanical massage application on perceived labor pain and childbirth experience: a randomized clinical trial [J]. Eur J Midwifery, 2021, 5: 5.

[15] American College of Obstetricians and Gynecologists' Committee on Practice Bulletins—Obstetrics. ACOG practice bulletin No. 209: obstetric analgesia and anesthesia [J]. Obstet Gynecol, 2019, 133 (3): e208-e225.

[16] GNEN I M, TERZIOLU F. Effects of massage and acupressure on relieving labor pain, reducing labor time and Increasing delivery satisfaction [J]. The journal of nursing research: JNR, 2019, 28 (1): 1.

[17] SMITH C A, LEVETT K M, COLLINS C T, et al. (2018). Massage, reflexology and other manual methods for pain management in labour [J]. Cochrane Database of Systematic Reviews 2018, Issue 3. Art. No.: CD009290.

[18] BOLBOL-HAGHIGHI N, MASOUMI S Z, KAZEMI F. Effect of massage therapy on duration of labour: a randomized controlled trial [J]. J Clin Diagn Res, 2016, 10 (4): 12-15.

[19] SMITH C A, LEVETT K M, OLLINS C T, et al. Massage, reflexology and other manual methods for pain management in labour [J]. Cochrane Database Syst Rev, 2018, 3 (3): CD009290.

[20] MUELLER S M, GRUNWALD M. Effects, side effects and contraindications of relaxation massage during pregnancy: a systematic review of randomized controlled trials [J]. J Clin Med, 2021, 10 (16): 3485.

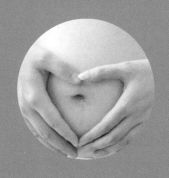

第六章

芳 香 疗 法

一、芳香疗法的起源

芳香疗法也称为精油疗法，指使用植物芳香精油来舒缓压力、平衡、协调及增进身体、心灵与精神健康的一种自然疗法。

芳香疗法萌芽于古埃及和古印度，发展于古希腊、古罗马和阿拉伯地区，成熟于20世纪的法国，随后流行于世界各地。在古埃及，人们发现精油能使尸体达到防腐、消毒及除臭的目的，因而将精油用于制作木乃伊。芳香治疗在历史上已有数千年的记载，公元前5000多年的古埃及和我国秦汉时期的《黄帝内经》对芳香疗法均有记载。我国早在殷商甲骨文中就有熏燎、艾蒸和酿制香酒的记载，明朝的《本草纲目》记载"香木"35种，"芳草"56种，且介绍了涂法、擦法、敷法、吹法、含漱法、浴法等芳香疗法。周朝的文史资料中也有佩带香囊和沐浴兰汤等风俗习惯的记载。在《山海经》《神农本草经》《新修本草》《海药本草》《备急千金要方》等书籍中均收载了芳香药物及其使用方法。

在第一次世界大战时期"芳香疗法"一词首次出现，由法国著名科学家惹内·莫里斯·盖特佛塞所创造，法语为"aromatherapie"，转译为英语为"aromatherapy"。现代芳香疗法始于20世纪20年代。惹内·莫里斯·盖特佛塞因手被灼伤而发现薰衣草具有镇痛、抗菌及愈合伤口的作用，因此开始投入精油在药用上的研究，其于1928年出版了《芳香疗法》一书，因此被称为"现代芳香疗法之父"。第二次世界大战时法国医师珍·瓦涅在吸取惹内·莫里斯·盖特佛塞采用芳香疗法治疗烫伤的经验后，利用薰衣草精油治疗在战火中烧伤的士兵。此后珍·瓦涅将精油运用在很多疾病的治疗中，其间发表了很多相关文章，并于1964年出版了芳香疗法的相关书籍，向人们普及芳香疗法。

二、芳香疗法的种类

芳香疗法的使用方法丰富多样，按照作用途径可以分为嗅觉、触觉和口服3种，在临床应用中常将这3种方式相结合，形成更有效的治疗方式。吸入法、香熏法、芳香蜡烛等主要通过嗅觉作用于人体，按摩法、贴敷法、直接涂抹法、水疗浸浴法、手足浴法、坐浴法等主要通过触觉作用于人体。除此之外，芳香精油也可口服使用，内服精油会使精油与体内的处方药物一起作用发生反应，但从安全角度考虑，由于吸入和局部皮肤方式给药时体内吸收量比较有限，易控制，故以吸入和局部皮肤给药的方式较为安全，内服法必须谨慎使用。吸入法因其操作简便是产程中最为常用的芳香疗法，除此之外产程中常用的方法还有香熏法、按摩法、贴敷法及水疗浸浴法。

三、芳香疗法的作用

芳香疗法的应用范畴较广泛，被认为是一种具有积极影响的替代医学方法，并在各种研究领域中得到验证，如常用的有癌症康复、心理治疗、老人关怀、失眠管理、疼痛管理、妇女保健、提升艾滋病儿童免疫力、产程护理及改善认知功能等，均效果显著。

芳香疗法作为一种简单、廉价、无创、有效的干预措施，被越来越多地应用到分娩期管理当中。大量研究资料证实，在产程中应用芳香疗法，可有效地促进产妇放松，帮助产妇减轻压力及减少紧张、焦虑、恐惧等不良心理情绪；可降低产妇分娩过程中的疼痛敏感度，减轻分娩疼痛的感受，提高产妇处理分娩疼痛的能力，减少药物镇痛的使用；可促进休息与睡眠；可增强宫缩，缩短产程，提高自然分娩成功率；可促进产妇的产后恢复及新生儿的身体健康。

目前，芳香疗法作用于机体主要有3条路径：

（1）通过嗅觉刺激脑部神经机制，当精油分子经呼吸进入鼻腔后，随即被带到鼻子顶端的嗅觉细胞，在嗅觉细胞纤毛的作用下，使香味得以记忆与传达，再通过嗅觉阀传递到脑部的嗅觉皮层、杏仁体及海马回等边缘系统部位，当精油分子影响大脑的边缘系统时会在自主神经系统及内分泌系统上引起生理和心理不同层次的反应。

（2）植物精油可通过受体细胞作用至大脑的嗅觉区，刺激神经化学物质的释放，再由大脑中枢神经发出指令，去控制和平衡自主神经系统。

（3）精油分子可通过亲和作用深入皮肤后经过血液循环、淋巴循环等途径运往全身各器官，以便充分发挥其生物活性，当分子被身体各器官利用完毕后再经由呼吸、汗液、尿液等形式排出体外，一般不会残留于体内。

四、芳香疗法在产程中的应用

（一）芳香疗法的适应证

产妇生命体征正常；单胎头位，无明显头盆不称；胎盘位置正常，没有孕晚期妊娠产前出血史；无严重合并症及并发症；胎儿正常，无胎儿生长受限、胎儿患病、畸形、宫内窘迫的情况；获得产妇及家属同意。

（二）芳香疗法的禁忌证

早产，对精油过敏者，感染及传染性疾病，不明原因发热，癫痫（绝对禁忌），高血压病、心脏病、肾脏病、肝脏问题、甲状腺疾病、癌症或有其他重大疾病，胰岛素依赖型糖尿病/不稳定性糖尿病，哮喘或其他呼吸道症状，血栓静脉炎或静脉栓塞，皮肤问题如发炎、开放性伤口、烧烫伤、严重瘀伤等，静脉曲张（避免直接加压）、近期骨折、瘢痕（避免直接加压），双胎及以上妊娠等。

（三）芳香疗法的应用流程

1. 评估

应用芳香疗法前，需评估产妇各项情况，并排除禁忌证后方可应用。如评估孕产史、孕周、胎数、产程进展情况、宫缩情况、胎方位、胎心情况、宫口开大情况、有无严重的妊娠合并症或并发症、生命体征、疼痛情况、健康状态、精神状态、辅助检查结果有无异常、过敏史、对芳香疗法的认知情况等。采用芳香按摩疗法需评估有无按摩禁忌证，采用水疗浸浴法需评估有无浸浴的禁忌证。

2. 解释并告知

评估无禁忌证，产妇适宜进行芳香疗法后，应提前向其解释并告知芳香疗法的原理、目的、方法和注意事项，选择合适的芳香疗法，知情同意并取得配合。

3. 应用前准备

取得产妇的同意后即可进行相关准备，包括以下4个方面的准备。

1）环境准备

环境安全舒适，温湿度适宜，光线柔和；具备隐私性；可依据产妇需求播放舒缓的音乐。

2）物品准备

配置好精油，协助体位摆放与休息可能用到的床、椅子、分娩球、软枕等。芳香吸入法需用到手帕、纸巾或纱布，香熏法需准备香熏灯或扩散器，贴敷法需用到小脸盆与毛巾，水疗浸浴法需准备浸浴所需用物如浴帽、浴盆、浴巾等，芳香按摩需用到浴巾。

3）产妇准备

排空大小便、穿宽松衣服、选择舒适体位。

4）操作者准备

具备芳香疗法相关知识技能，能胜任操作，着装整洁规范。做好工作安排，如实施芳香按摩时应避免中途离开，芳香按摩前需温暖双手。

4. 实施

1）精油的选择

精油是从植物的叶子、花朵、种子、果实、根部、树干、树脂等部位，以蒸馏法、冷压榨法、脂吸法和溶剂萃取法等，提炼萃取出来的物质，具有高度芳香性和挥发性。精油中包含了维生素、植物激素、天然植物细胞再生因子、天然抗生素、保湿因子及能量等，真正合格的精油是没有任何添加物的。

精油的提炼需要大量的植物，200 kg的薰衣草只能提炼出1 kg的精油；3 000个柠檬才能提炼出1 kg的柠檬精油；800万朵的茉莉花瓣只能提炼出1 kg的茉莉精油；6 000 kg的玫瑰花瓣才能萃取约1 kg的玫瑰精油，1滴玫瑰精油至少含有300朵玫瑰花精华。也正因如此，精油也被称为"液体黄金"及"植物血液"。

精油包括单方精油和复方精油。从一种植物或一种植物的某一个部位提取出来的，称为单方精油，如薰衣草精油、玫瑰精油、茉莉精油、甜橙精油等。国际上单方精油的标准规格为10 mL，也有一些是15 mL，有一些特别限量版及特别昂贵的精油规格也有2 mL、3 mL或5 mL，规格20 mL以上的少见。同一种植物的不同部位可生产出不同的精油，如橙树可从果皮萃取出甜橙精油，可从花朵萃取橙花精油，可从嫩枝萃取苦橙精油等。两种或两种以上单方精油和基础油按比例调和而成的混合油则称为复方精油，国际上复方精油的标准规格为30 mL。

全世界生产的精油目前已有几百种，在保证安全的前提下，可按照精油的功效及产妇的喜好选择合适的精油。分娩中适宜应用的精油有：薰衣草、玫瑰、柑橘、茉莉、佛手柑、罗马洋甘菊、丝柏、乳香、葡萄柚、天竺葵、柠檬、甜橙、姜、澳洲尤加利、安息香、橙花、花梨木、檀香、依兰依兰、快乐鼠尾草、胡椒薄荷等。

适合分娩时应用的基础油：橄榄油、玫瑰果油、荷荷巴油、葡萄籽油、甜杏仁油、杏桃核仁油、小麦胚芽油、芝麻籽油、酪梨油等。

分娩中可选择使用的精油，按照主要的功效可参考表6-1。

表6-1　分娩中可选择使用的精油

功效	精油
放松、平静	薰衣草、玫瑰、茉莉、乳香、天竺葵、罗马洋甘菊、依兰依兰、丝柏、柑橘属精油如佛手柑、葡萄柚、橙花、甜橙
镇静、辅助催眠	薰衣草、罗马洋甘菊、依兰依兰

续表

功效	精油
缓解疼痛	薰衣草、玫瑰、茉莉、快乐鼠尾草、黑胡椒、胡椒薄荷、乳香、天竺葵、罗马洋甘菊、依兰依兰、丝柏
加强宫缩	薰衣草、玫瑰、茉莉、快乐鼠尾草

2）精油的调配

精油可以用"三性五高"来形容，三性是指精油的小分子性、脂溶性及协同性。五高指的是精油具有较高的渗透性、吸收性、挥发性、代谢性，以及浓度高的特性。精油的分子小，且精油属于亲脂物质，与水不相溶，其分子小及脂溶性的本质使得精油可以经皮肤及黏膜快速吸收，并穿透具有脂质外层的多种组织，从而在身体中发挥作用。

单方精油或复方精油是高浓缩物质，刺激性较大，直接擦在皮肤上，会造成伤害，并且伤害性很大，所以精油在皮肤上使用前，一定要先稀释。用来稀释精油的液体即为基础油，是从纯天然植物的种子、花朵、根茎或果实中通过低温压榨的方法提取出来的非挥发性油脂，基础油的分子量小，易渗透，可直接作用于皮肤，常见的有荷荷巴油、甜杏仁油、葡萄籽油、玫瑰果油、橄榄油等，国际上一般将这些基础油的规格定为100 mL。

精油和精油之间具有一定的协同作用，一些单方精油通过搭配组合成复方精油或基底油组合，多种成分之间能够彼此互补，从而产生更强大的作用，善用精油的协同性，可让其产生1+1＞2的效果，从而更好地发挥精油的作用。

（1）精油的调配用具。常用的有：基础油、单方/复方精油、深色空瓶子、玻璃量杯（大小与需调配的量相适宜，不能过大）、搅拌棒、滴管若干（不同精油采用不同滴管）。

（2）精油调配浓度选择。①一般量稀释（2.5%），即单方精油总量为2.5%，基础油为97.5%。②低量稀释（1%），即单方精油总量为1%，基础油为99%，适用于敏感肌肤和怀孕期间。③超低量稀释，适用于极敏感肌肤、儿童和婴儿。

（3）精油的调配浓度计算与换算。

精油百分比含量是指用基础油稀释后的单方精油百分比含量。1 mL=20滴，如调制为1%，则10 mL×20滴×1%=200滴×1%=2滴，即10 mL基础油加入2滴精油；如调制为0.5%，则10 mL×20滴×0.5%=200滴×0.5%=1滴，即10 mL基础油加入1滴精油。

（4）精油的调配原则。

①每次调配时精油种类不宜超过3种，一般选择第一款精油用于临床的功效，如缓解疼痛、放松等，第二款精油主要为了使调配的精油香气更怡人，加入第3款精油可用来平衡前面加入的两款精油。②必须选纯正基底油，以免精油遭到破坏或混浊。③一次调配用量以够用为原则，不宜多调以免浪费。④调配混合精油的房间要空气流通，避免影响精油纯度。⑤调配精油的器皿要干净、干燥，不能有任何杂质或水分。⑥盛载精油的容器或器皿需选用深色玻璃或不锈钢陶瓷等不被腐蚀的物质，避免使用塑料容器，精油会把塑料溶解并混合在油中。⑦调配后的精油必须及时塞上瓶塞，避免精油被氧化，或空气中的尘粒渗进影响精油纯净度。

（5）精油的调配步骤。

先将基底油倒入玻璃量杯内，再依序滴入所要混合的精油，再用玻璃调棒搅拌均匀，再将调好的复方精油倒入有色玻璃瓶瓶内，贴上写下所调的精油名称及日期的标签即完成。

3）精油的储存

（1）密封保存。

精油易挥发及氧化，应尽量减少开启次数，每次用完精油，瓶子盖一定要拧紧。不能直接用手触碰精油瓶口，同时切忌把不同精油的瓶盖改错，或者混用了同一个吸管，避免精油污染及被氧化，从而导致品质下降。

（2）避光保存。

精油见光易变质，深色玻璃瓶可减少90%的紫外线照射，应将其装入深色玻璃瓶内保存，如深褐色、深紫色、深绿色或深蓝色，如图6-1所示。并放置在避免接触阳光及强光的阴暗处。如果有条件，也可以将深色玻璃瓶精油存放在木盒子内。

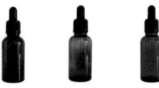

图6-1　不同颜色的精油瓶

（3）忌用塑胶瓶存放。

精油有一定的腐蚀性，塑胶的化学成分被精油腐蚀后会破坏精油的品质。深色玻璃瓶存放精油最佳。

（4）避免高温及冷藏。

精油的存放温度是室温18~27 ℃，最佳温度约为25 ℃。高温或冰箱内低温、潮湿的环境均不适宜精油的保存，同时，温差变化大也会加速精油质量的下降，因此应恒温保存。相比较而言，木质的精油盒是比较好的选择。

（5）精油的储存时间不一。

纯精油购买后未开盖的一般保质期为3~5年，开封后使用期限最好是半年内，经过稀释调和过的精油的使用时间一般不超过3个月。

4）产程中常用的芳香疗法

（1）吸入法。

在手帕、纸巾、纱布、枕头或热毛巾上滴入2滴左右的精油，嘱产妇于宫缩期间用鼻子对着滴有精油的物品深深吸嗅，让芳香分子经过鼻黏膜吸收进入人体，以达到缓解情绪、解痉、镇痛等治疗目的。产妇也可将滴有精油的手帕、纸巾或纱布等扣在衣领处，解放双手自然吸嗅；还可以让产妇佩戴相应精油的项链或吊坠。如果产妇有鼻塞的情况不建议使用该法。

（2）香熏法。

将植物精油运用熏蒸，通过产妇的嗅觉把植物激素经由皮肤和呼吸系统吸收，调节中枢神经系统等，达到使产妇放松、调节情绪、减轻疼痛、促进产程进展等目的。同样，如果产妇有鼻塞的情况不建议使用该法。①香熏灯法：在香熏灯容器装上适量30~50 mL清水，有具体使用要求的香熏灯，则按香熏灯的使用说明装水，然后滴入4~6滴精油并摇匀，插上电源，打开开关，加热使精油分子扩散到空气中，嘱产妇平静呼吸，吸入空气中的芳香精油。如图6-2所示。②扩香器法：将2~3滴精油滴入扩散器的吸片中，插上电源打开开关，加热使精油分子扩散到空气中，嘱产妇平静呼吸，吸入空气中的芳香精油。

（3）贴敷法。

热敷居多，在小脸盆内装入一定量的热水，按一定的比例滴入几滴精油，然后将小毛巾在脸盆内打湿，稍微拧干后贴敷于产妇的腹部、腰背部、骶尾部、肩部等部位，借助热敷和芳香精油的共同作用达到缓解疼痛、促进产妇放松等效果。

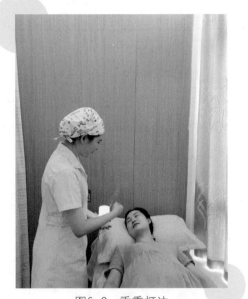

图6-2　香熏灯法

（4）浸浴法。

水疗浸浴时，在水中按比例加入调配好的精油到水中。浴盆中盛37～38 ℃水适量（约浴盆容积的50%），向浴盆中滴10～12滴单方精油，产妇准备好后在医务人员的协助下泡在浴盆中30～45 min，溶于水中的芳香精油通过皮肤吸收到产妇体内达到缓解痉挛、紧张及疼痛之目的。破膜者禁忌使用水疗浸浴法。

（5）按摩法。

将调配好的精油涂抹在按摩部位，然后用手在身上推、按、捏、揉等，以达到促进血液循环，通经络穴位，调整神经功能、促进睡眠、减轻疼痛、提高舒适度、加速产程之目的。按摩法时，按摩力度根据产妇主诉调整，疼痛更甚处可增加按摩时间或次数。

常按摩部位有以下4种。①背部按摩：将按摩油滴入手掌处进行揉搓加热，然后均匀涂抹在产妇背部，按摩者双手置于产妇臀裂顶点脊柱两侧，缓慢均匀向肩部方向进行按摩，至肩部将两手滑向肩部外侧，然后沿背部外侧缓慢向下按摩至臀部，如此反复10～15次，按摩力度以产妇舒适为宜。②骶部按摩：将按摩油均匀涂抹在产妇米氏菱形窝处部位，左手轻轻固定产妇一侧髂骨，一手沿米氏菱形窝部位进行顺时针或反时针按摩，反复10～15次，按摩力度以产妇舒适为宜。③手部按摩：将按摩油均匀涂抹在手上，按摩者一手托住产妇手掌，一手沿产妇手背向上均匀按摩至肩部，然后向下均匀按摩回到手背，如此反复10～15次，按摩力度以产妇舒适为宜。④腿部按摩：将按摩油均匀涂抹在产妇腿上，按摩者一手托住脚底，一手沿脚背向上均匀按摩至腹股沟（按摩者手不能触及腹股沟），然后向下均匀按摩回到脚背，如此反复10～15次，按摩力度以产妇舒适为宜。

5. 结束及评价

评估产妇生命体征，胎心情况，产妇主观感觉，疼痛情况。

五、芳香疗法在产程中应用的注意事项

（1）充分评估，排除禁忌证后才能使用芳香疗法。

（2）可根据功能和产妇的喜好挑选适合的精油，但应慎重，因为不同的精油具有不同的特质和功能，使用时需充分了解精油的作用，以免起到反效果。

（3）有些精油因有通经作用，有诱发流产的可能，比如香紫苏、刺柏、罗勒、迷迭香、雪松、胡椒、薄荷、百里香等。一般怀孕4个月以内，最好不要涂抹任何精油。茶树被认为会放松子宫肌层，即可能会减轻宫缩，因此不建议在分娩中应用。快乐鼠尾草精油加强宫缩的效果最佳，也被称为"天然的催产素"，产程进展顺利者不建议使用。

（4）柑橘类精油具有光毒性，因此在使用时必须要求涂抹后2 h内不能将皮肤暴露在强阳光下。

（5）产程中如果应用的催产素开始起作用时、人工破膜术后1 h内及应用了普贝生等催产药物时，禁止使用促进子宫收缩的精油如快乐鼠尾草。

（6）注意精油的浓度、调配及储存方法。

（7）防止精油接触到眼睛。

（8）进行芳香疗法时建议在独立的空间区域进行，避免对其他产妇造成影响。

参考文献

［1］卓志律. 芳香疗法全书［M］. 汕头：汕头大学出版社，2005：130-132.

［2］凯瑟琳·斯图亚特. 芳香疗法［M］. 洪炜飞，译. 哈尔滨：黑龙江科学技术出版社，2008：15-18.

［3］庞汝彦，张宏玉. 导乐分娩培训教材［M］. 北京：中国社会出版社，2017：140-147.

［4］徐鑫芬，熊永芳，余桂珍. 助产临床指南荟萃［M］. 北京：科学出版社，2021：149-154.

［5］王荣华，张艳，张倍倍，等. 芳香疗法的应用现状［J］. 全科护理，2018，35：4368-4370.

［6］向燕，龙宇，冯玲玲，等. 芳香疗法抗疲劳机制及挥发油临床研究进展［J］. 中药材，2018，41（12）：2953-2957.

［7］方婷，马红梅，王念，等. 芳香疗法应用研究进展［J］. 护理研究，2019，33（23）：4093-4095.

［8］赵珊，韩叶芬，李砺，等. 芳香疗法对病人疼痛干预作用的研究进展［J］. 护理研究，2019，21：3702-3705.

［9］王静燕，王泽军，汪晓静. 失眠症特色芳香疗法应用与进展［J］. 世界睡眠医学杂志，2019，6（9）：1325-1326.

［10］韦海兰. 芳香疗法在分娩镇痛中的研究进展［J］. 中外医学研究，2019，17（12）：184-186.

［11］陈雪飞，叶涛. 芳香疗法在疼痛应用中的研究进展［J］. 上海医药，2020，16：33-35.

［12］李玉坤，刘大胜，任聪，等. 中医芳香疗法的研究进展［J］.

中国中医急症，2020，29（1）：178-181.

［13］尹婷，韩侨，赵春善. 芳香疗法对初产妇产痛及产程时间影响的 Meta分析［J］. 中国妇幼保健，2020，20：3906-3909.

［14］万真真，孙皎，孙丹，等. 芳香疗法在原发性痛经患者中的应用进展［J］. 护理学杂志，2020，04：93-96.

［15］王维维，蔡小霞，刘赞，等. 芳香疗法对躯体疾病相关性疲乏干预效果的Meta分析［J］. 护理研究，2021，08：1322-1329.

［16］RAINER S, NICK S, TIM S. Medical aromatherapy revisited-basic mechanisms, critique, and a new development［J］. Hum Psychopharm Clin, 2019, 34（1）：e2683.

［17］GNATTA J R, KUREBAYSHI L F, TURRINI RN, et al. Aromatherapy and nursing: historical and theoretical conception［J］. Rev Esc Enferm USP, 2016 Feb; 50（1）：130-136. Portuguese.

［18］REIS D, JONES T. Aromatherapy: using essential oils as a supportive therapy［J］. Clin J Oncol Nurs, 2017, 21（1）：16-19.

［19］STEFLITSCH W. Aromatherapy-from traditional and scientific evidence into clinical practice［J］. Deutsche Medizinische Wochenschrift, 2017, 142（25）：1936-1942.

［20］TANVISUT R, TTAISRISILP K, TONGSONG T. Efficacy of aromatherapy for reducing pain during labor: a randomized controlled trial［J］. Arch Gynecol Obstet, 2018, 297（5）：1145-1150.

［21］GHIASI A, BAGHERI L, HASELI A. A systematic review on the anxiolytic effect of aromatherapy during the first stage of labor［J］. J Caring Sci, 2019, 8（1）：51-60.

［22］FARRAR A J, FARRAR F C. Clinical aromatherapy［J］. Nurs Clin North Am, 2020, 55（4）：489-504.

［23］TABATABAEICHEHR M, MORTAZAVI H. The effectiveness of aromatherapy in the management of labor pain and anxiety: a systematic review ［J］. Ethiop J Health Sci, 2020, 30（3）: 449-458.

［24］ALHAFEZ L, BERGHELLA V. Evidence-based labor management: first stage of labor （part 3） ［J］. Am J Obstet Gynecol MFM, 2020, 2（4）: 100185.

［25］LIAO C C, LAN S H, YEN Y Y, et al. Aromatherapy intervention on anxiety and pain during first stage labour in nulliparous women: a systematic review and meta-analysis ［J］. J Obstet Gynaecol, 2021, 41（1）: 21-31.

［26］BERTONE A C, DEKKER R L. Aromatherapy in obstetrics: a critical review of the literature ［J］. Clin Obstet Gynecol, 2021, 64（3）: 572-588.

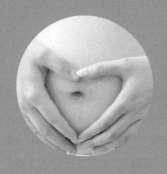

第七章

体位与运动

一、产时自由体位的起源

产时自由体位，指产程中产妇自行采取卧、走、坐、立、跪、趴、蹲等姿势，选择感到舒适并能缓解疼痛的体位，而不是静卧在床或固定某种体位，是近年来产科分娩比较新的理念。

传统体位主要指仰卧位或截石位，但其实这并非产科发展史上的分娩所采用的主要体位，只是在多种手术器械助产开展以后，近代产科才把仰卧位作为主要的分娩体位。早在古代就存在多种不同的分娩体位，其中"竖式分娩"中的坐姿分娩最受古代产妇推崇，是他们首选的分娩姿势。在隋代巢元方所编撰的《诸病源候论》中也有记载"妇人产，有坐有卧"。国外学者Racinet C也指出，在1668年以前人们分娩时采取的标准体位还是半坐位（半坐位有利于接产者的观察），后面才逐渐演化成一种更加水平的分娩方式——仰卧位。

1996年，基于仰卧位分娩的诸多弊端，世界卫生组织在出版的《正常分娩临床实用指南》中将自由体位归纳为有用的一类措施，强调产程中应用运动和改变体位可以对分娩产生更积极的效果，并指出自由体位分娩能使产妇更舒适，更符合生理体位，更利于自然分娩，应该鼓励产妇选择自愿的、舒适的体位进行分娩。如今人类情感日渐细化，在倡导人道主义情感、尊重人权、以"患者为中心"的时代，如何在分娩过程中选择适合产妇个体、增加产妇舒适度，又有利于促进产程的分娩体位一直是国内外助产技术讨论的课题之一。

目前产妇自主选择舒适的体位分娩在国外一些医院已得到广泛应用，国际的权威组织如WHO、英国国家卫生与保健研究所（National Institute for Health and Care Excellence，NICE）、英国皇家助产士协会（Royal College of Midwives，RCM）、加拿大妇产科医师协会（Society of Obstetricians and Gynaecologists of Canada，SOGC）、昆士兰卫生组织（Queensland Health，QLD）等在发布的正常分娩指南中均推荐产妇在产程中可选择自己认为舒适的体位进行分娩，包括直立体位如坐位、蹲位、跪位、站位等，不建议采用仰卧位或截石位分娩。国内关于自由体位分娩的研究才刚起步，2011年以前自由体位的相关文献发表量是相对较少的，但2013年以后关于自由体位分娩的文献量可以说是呈指数上升，说明自由体位分娩理念在国内越来越被广泛地接受，同时越来越多的国内助产专家对自由体位分娩进行了越来越深入的探讨。据一项全国的调查性研究统计，我国超过90％的医院已开展自由体位分娩技术，但开展的进度参差不齐，第一、第二产程均开展的医院只有53.3％。我国沿海地区对自由体位分娩的研究比较前沿，尤其是广东地区，自由体位分娩的理念已基本普及广东各个城市的医院。

2020年我国发布的《正常分娩临床实践指南》中也提倡分娩时采取自由体位。自由体位的应用对产科服务模式的转变及服务质量的提高都尤为重要，应推广自由体位分娩技术以促进产妇正常分娩，真正发挥助产士作用，进而提高分娩质量及推动我国助产技术水平与国际接轨。

二、体位与运动的作用

孕晚期激素的变化使得母体韧带和骨盆关节软组织松弛，允许母体骶髂关节和耻骨弓有较大的活动度，从而使骨盆成为分娩中重要的相对可变因素。适当的体位和运动可使母体骨盆形状和大小发生微妙的变化，当母体身体后倾时，母体骨盆的骶岬后移并提高，从而骨盆入口平面增大，母体后倾时，母体尾椎尖会前移并降低，从而骨盆出口平面减小。相反，当母体身体前倾时，母体骨盆的骶岬前移并降低，从而骨盆入口平面减小，母体前倾时，母体尾椎尖会后移并提高，从而骨盆出口平面也会相应增大。

分娩时股骨旋转也会对骨盆的各平面产生一定的影响。当产妇外旋股骨（膝关节分开），后倾髋90°角，此时髋骨上面的肌肉和韧带张力会增加，骨盆入口平面会增大，骨盆出口平面会相应减小。相反，当产妇内旋股骨（膝关节并拢），前倾髋90°角，此时髋下面的肌肉和韧带张力增加，坐骨可增宽约2 cm，从而增大骨盆出口平面。

产力、产道、胎儿及精神心理因素作为分娩的主要考量，在分娩过程中彼此动态影响和互补。进入产程后骨盆和胎儿位置均是相对可变的，因此协调两者彼此适应对于取得良好的分娩结局至关重要。调整孕妇分娩体位是一种简单、无创伤、不增加痛苦的方法，不仅使分娩方式更加个体化、人性化和自然化，且一定程度能加速产程进展、促进自然分娩，是一种行之有效的产时服务模式。

有大量关于自由体位在临床中的应用研究均证明自由体位的应用，既能够使孕产妇感到舒适轻松，又能促进产程进展、保证母婴安全。总体而言产妇在产程中进行各种体位和运动可产生的有利的作用，主要是：①使骨盆骨骼重新调整，有利于骨盆形状和容积发生改变，适应胎儿需要；②可引发更频繁、持续时间更长而有效的宫缩；③可调整"下降角度"，即胎儿体轴与骨盆轴之间的角度，有利于胎儿下降；④有利于发挥重力优势作用；⑤可增加胎儿氧供。

三、体位与运动在产程中的应用

（一）体位与运动的适应证

产妇愿意，经评估无明显头盆不称，低危产妇、无严重合并症者，胎膜破裂后胎头与宫颈紧贴者，镇痛分娩具备下床活动条件者。

（二）体位与运动的禁忌证

产妇拒绝，臀位、横位等胎位异常，阴道分娩禁忌者，胎膜破裂后胎头与宫颈不能紧贴者，有下床活动禁忌证者，骨盆倾斜度过大。

（三）体位与运动的应用流程

1. 评估

应用体位与运动方法前，需评估产妇各项情况，并排除禁忌证后方可应用。如评估孕产史、孕周、胎数、产程进展情况如宫口开大及胎头下降情况、宫缩情况、胎方位、胎心情况、有无严重的妊娠合并症或并发症、生命体征、疼痛情况、健康状态、进食情况如上一次进食时间和食物种类等、大小便情况如上次排便时间及是否需要解大小便、精神状态如是否存在体力不够的现象、辅助检查结果有无异常、有无关节活动障碍、能否在各种体位及运动中保持平衡等。

2. 解释并告知

评估无禁忌证，产妇适宜进行体位与运动后，应提前向其解释并告知体位与运动的原理、目的、方法和注意事项，根据产妇的个体情况和需求选择合适的体位和运动的方法，知情同意并取得配合。

3. 应用前准备

取得产妇的同意后即可进行相关准备，包括以下4个方面准备。

1）环境准备

环境安全舒适、温湿度适宜、光线柔和，可依据产妇需求播放舒缓的音乐。

2）物品准备

根据所选择的体位和运动的方法配置相应的辅助物品及设施，如分娩椅、分娩凳、分娩球、瑜伽垫、护膝垫、软枕、靠枕、助步车、墨西哥围巾等。

3）产妇准备

排空大小便、避免过饱或饥饿状态，穿宽松舒适衣物、平底防滑鞋。

4）操作者准备

具备体位与运动相关知识技能，能胜任操作，着装整洁规范，时间安排妥当。

4. 实施

1）体位的应用

（1）前倾位。

前倾位主要包括坐式、站式及跪式三种，在第一产程及第二产程均适用。该体位又被称为矫正胎头位置异常的"通杀体位"，可帮助纠正枕后位或枕横位等胎头位置异常。其主要作用原理：当产妇采取前倾位时，在重力作用下，胎儿重心（背部）随着前倾位转向前方，带动胎儿枕部转向骨盆前方；产妇前倾时，骨盆入口的前后径也增加，更有利于胎儿旋转；当产妇处于前倾的站立位时，背部将变成"C"形，重力作用会让子宫和胎儿的位置向前朝向腹部，这便让子宫与脊柱之间形成了一个夹角，宫缩的压力将使胎儿朝向骨盆的后方，那里有更大的空间，将更有利于胎儿的俯屈、旋转和下降。

除了矫正胎头位置异常外，前倾位也有利于腰背部的按摩，缓解产妇腰背部的疼痛；坐式及站式前倾位属于直立式体位，相对于卧式体位而言，可增加重力的作用，促进胎头下降，同时可引发更频繁、持续时间更长而有效的宫缩，促进产程进展；当产妇有宫颈和（或）会阴水肿、痔疮疼痛、脐带受压所致的胎心异常时，采用跪式前倾位也可减少宫颈、会阴、痔疮等部位的充血、水肿和疼痛，以及改善脐带受压所致胎心率异常情况。

A. 坐式前倾位。

操作方法如图7-1所示，产妇两腿分开骑跨在有靠背的椅子上，身体前倾依靠在椅背；也可坐于分娩球上或坐于床沿，身体前倾倚靠于陪伴者身体或餐桌等。坐于分娩球上时也可利用分娩球的不稳定性进行坐式分娩球运动，同时该体位可配合按摩、音乐及芳香疗法等。需要注意的是坐式前倾位时，坐的高度不能太矮，应保持膝关节低于髋关节。

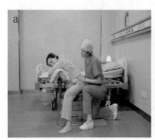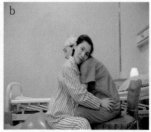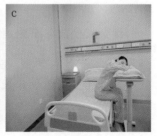

图7-1　坐式前倾位

B. 站式前倾位。

操作方法如图7-2所示，产妇双腿自然分开站立，上身适度前倾趴在陪伴者身上或放在床上的分娩球、餐桌或柜台等物体上。当倚靠于陪伴者身上时，陪伴者可对产妇背部进行抚触按摩，产妇也可与陪伴者一同进行慢舞；当倚靠于分娩球上时，产妇也可利用分娩球的不稳定性带动身体进行活动。该体位同时也可配合按摩、音乐及芳香疗法等。

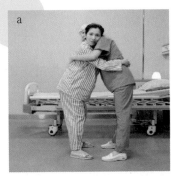
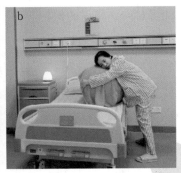

图7-2 站式前倾位

C. 跪式前倾位。

操作方法如图7-3所示，产妇采取跪姿跪于地面或床上，双脚打开与肩同宽，上身前倾趴于凳子、分娩球、床板等物品上或倚靠于陪伴者身上。该体位除了方便对产妇腰背部进行按摩外，也有利于进行减少髋部挤压痛。当倚靠于分娩球上时，可利用分娩球的不稳定性带动产妇进行跪式分娩球运

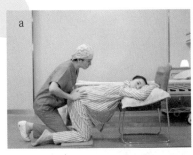
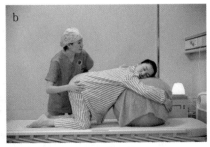
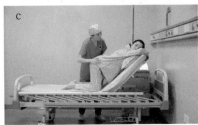
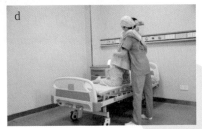

图7-3 跪式前倾位

动；当倚靠于陪伴者身上时，陪伴者可对产妇背部进行抚触按摩。采取该体位时，应注意对产妇膝盖的保护。

（2）手膝位。

手膝位在第一产程及第二产程均适用。该体位被称为矫正胎头位置异常"通杀体位"，该体位除了有利于胎头旋转，纠正枕横位及枕后位等胎头位置异常外，还有利于宫颈前唇退缩，有利于髋部按压、腰背部按压及臀部抖动以缓解腰背部和臀部的疼痛与不适，有利于减轻痔疮痛，有利于骨盆摇摆或"猫-牛运动"的进行，有利于胎心率异常或脐带脱垂时缓解胎头对脐带的压迫。

操作方法如图7-4所示，产妇四肢与地面垂直，膝盖戴上护膝或者下面垫上护膝垫或薄软枕，两手与两腿分开与肩及臀部同宽，腰背部与地面平行，配合适度运动。在该体位基础上可配合按摩疗法、音乐疗法、墨西哥围巾抖动等。采取该体位时，应注意对产妇膝盖的保护，如果手肿了或有腕管综合征时，可用拳头支撑。如若产妇骨盆倾斜度大、悬垂腹或腹直肌分离时不宜采取该体位。

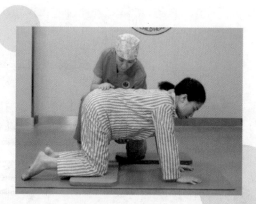

图7-4　手膝位

（3）不对称位。

不对称位可包含坐式、站式、跪式及躺式不对称位，在第一产程及第二产程均适用。该体位也被称为矫正胎头位置异常的"通杀体位"，操作方法为产妇站、坐、跪及躺的姿势，一只脚抬高且放松同侧膝盖和臀部，使双足不在同一平面上。不对称位时抬高的一侧大腿牵拉内收肌肉群，使该侧坐骨移动，增加该侧骨盆空间（打开中骨盆与出口平面），特别适合胎头在"S=0"或附近时枕横位、枕后位胎儿内旋转。在不对称站位、跪位的基础上，亦可于宫缩时协助产妇上身在两腿之间来回摆动，这可增加胎头位置异常的矫正效果，同时可增加重力的作用，促进胎头下降。一般协助来回摆动10～12次宫缩。如若产妇在宫缩时拒绝摆动，亦可协助其在宫缩间歇期摆动。

A. 坐式不对称位。

操作方法如图7-5所示，产妇采取坐位，坐于沙发、床或凳子上，然后将胎儿枕骨一侧大腿抬高，可踩于小凳子上、沙发上或床上，也可直接用花生球垫高一侧大腿。

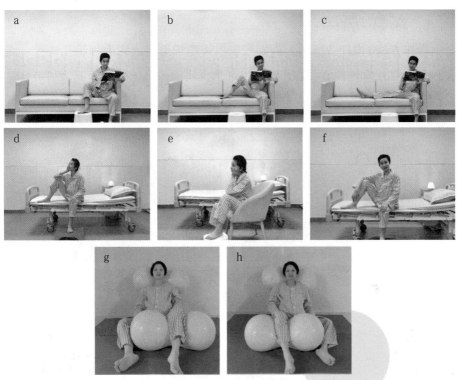

图7-5　坐式不对称位

B. 站式不对称位。

操作方法如图7-6所示，产妇采取站立位，抬高胎儿枕骨一侧足部，踩于斜前方约45°位置处的踏板或小矮凳上，可上身适度前倾趴于陪伴者身上，亦可由陪伴者在身后进行保护。在该体位基础上可协助产妇上身向抬高腿一侧来回摆动，注意摆动时抬高腿一侧的膝盖不宜超过足尖。

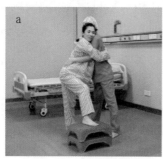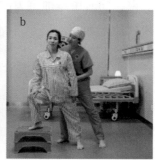

图7-6　站式不对称位

C. 跪式不对称位。

操作方法如图7-7所示，产妇采取单腿跪于地面或床上，胎儿枕骨一侧大腿向外前方约45°位置打开踩稳，可单人实施俯身于分娩球上，利用分娩

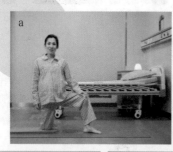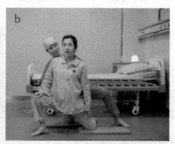

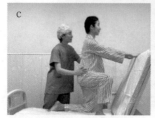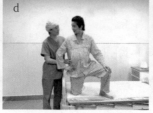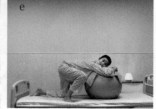

图7-7　跪式不对称位

球的不稳定性带动身体活动，也可前倾趴于陪伴者身上或由陪伴者在身后进行保护，在此基础上可协助产妇上身往抬高腿一侧来回摆动。为避免过度拉伸，摆动时同样应注意幅度，即抬高腿一侧的膝盖不宜超过足尖。当倚靠于陪伴者身上时，陪伴者可对产妇背部进行抚触按摩。采取该体位时，应注意对产妇膝盖的保护。

D. 躺式不对称位。

操作方法如图7-8所示，产妇躺卧于床上，可摇高床头30°～45°，避免完全平卧，然后利用花生球抬高胎儿枕骨一侧大腿，一般腘窝放置于花生球的中间凹陷处。

（4）侧卧位。

侧卧位在第一产程及第二产程均适用。该体位是比较好的休息放松体位，在胎方位正常的情况下，产妇可根据自身喜好选择左侧或右侧侧卧位休息。侧卧位可用于纠正枕后位，当用于枕后位纠正时，应指导产妇与胎儿枕骨同侧侧卧位。由于该体位是水平体位，急产时由于该体位的对抗重力作用，可使产程减缓从而便于管理。当产程中因脐带受压或仰卧位低血压致使胎心率异常时，可指导侧卧尤其是左侧侧卧位以改善血供。

操作方法如图7-9所示，产妇面向一侧侧卧，用于纠正枕后位时产妇应面向胎儿枕骨一侧，双臂、双髋和双膝关节放松，可在两腿之间放一个枕

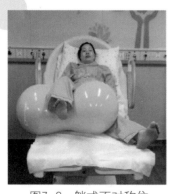

图7-8　躺式不对称位

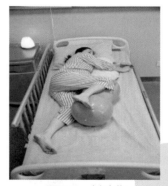

图7-9　侧卧位

头，亦可将上腿放置于支撑架、花生球或其他支撑物体上。采取侧卧位时，使用护腰枕可增加受力面积，提高产妇舒适度，缓解产妇疲劳。

（5）侧俯卧位。

侧俯卧位多于第一产程中应用。同侧卧位一样，在产妇喜欢且胎方位正常的情况下，产妇可根据自身喜好选择左侧或右侧侧俯卧位。当胎方位为枕后位或枕横位时，应指导产妇与胎儿枕骨相反方向即对侧侧俯卧位。由于该体位也是水平体位，因此也可用于急产时减缓产程。当产程中因脐带受压或仰卧位低血压致使胎心率异常时，也可指导侧俯卧位。该体位也可避免骶骨受压，便于放松休息及缓解腰骶部疼痛。

操作方法如图7-10所示，产妇俯侧于一侧（多侧俯于胎儿枕骨对侧），产妇背部与床面或地面呈15°～30°，俯卧侧的手放置于身体前或后，前胸尽量贴近床面，下腿尽可能伸直，上面的髋、膝关节屈曲90°以上，两腿间可垫一两个软枕或花生形分娩球。该体位下产妇身体似转轴一样不完全地转向前方。

（6）完全俯卧位。

完全俯卧位多于第一产程中应用。该体位利于产妇休息放松，同时该体位也可借助地心吸引力及羊水浮力达到纠正枕后位、枕横位等胎头位置异常的作用。

操作方法如图7-11所示，产妇面向床卧位，将增大的腹部置于卧位装置上（可利用俯卧位垫或利用2个哺乳枕围成一个中空圆圈），使腹部不受压力，头部及小腿可分别置于软枕上。

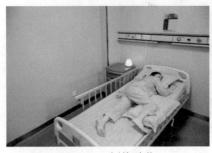 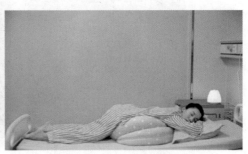

图7-10 侧俯卧位　　　　　　　　　图7-11 完全俯卧位

（7）坐位。

坐位在第一产程及第二产程均适用。该体位有利于产妇休息、便于身体活动，有利于进行按摩及热敷/冷敷，相较于仰卧位而言，坐位可增加骨盆入口径线及增加胎儿氧供，可增加重力作用，有利于刺激加强宫缩以及有利于胎头旋转与下降。

操作方法为产妇坐于床、凳子、椅子或分娩球上，躯干与床等支撑物呈45°以上。根据角度可分为半坐位和坐立位，当躯干与床等支撑物呈45°~90°时称为半坐位（图7-12），当躯干垂直于支撑物时称为坐立位（图7-13）。坐位时可选择依靠在陪人或者其他支撑物上以保证安全。痔疮

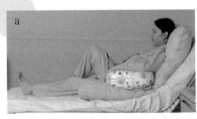
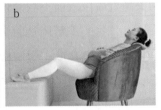

图7-12 半坐位

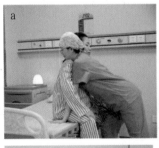
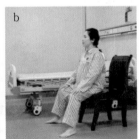
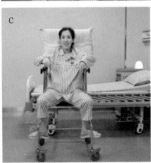
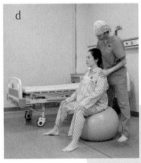

图7-13 坐立位

疼痛、会阴水肿严重或潜伏期就出现宫颈水肿者不适宜采取该体位。

（8）膝胸卧位。

膝胸卧位适用于孕30周后臀位、横位的纠正，临产前或产程早期的胎头高直后位或前不均倾位等胎头位置异常。

膝胸卧位矫正胎位不正的作用原理：采取膝胸卧位时，孕妇胸部为最低点，可使胎臀退出盆腔，以利胎儿借助改变重心自然完成头先露的转位，从而达到矫正臀位、横位的目的。当处于高直后位时，往往胎头高浮无法入盆，即使完成入盆也难以旋转180°变为枕前位，故而很难经阴道分娩；当胎头处于前不均倾位时，前顶骨先入盆紧紧嵌顿于耻骨联合后，使胎头不能正常衔接入盆，往往引起胎头下降停滞，产程延长。在临产前或产程早期及时发现胎头高直后位或前不均倾位等胎头位置异常，并采取膝胸卧位，可有助于胎头退出骨盆，重新调整胎头位置重新入盆，从而达到矫正的效果。除此之外，膝胸卧位也有助于缓解腰背部、腰骶部及痔疮的疼痛，有助于缓解脐带脱垂时对脐带的受压，有助于缓解宫颈水肿等。

操作方法如图7-14所示，产妇跪趴在瑜伽垫或床上，双肘及双膝分开，胸部、头部向下紧贴瑜伽垫或床面，臀部自然抬高，腹部悬空，大腿和脊椎

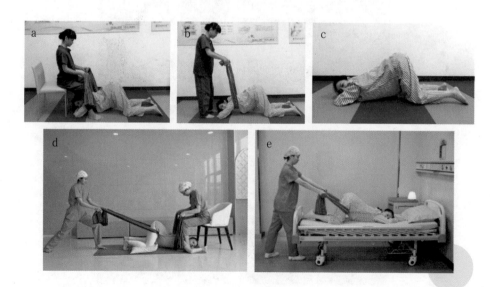

图7-14　膝胸卧位

形成一个"A"字，产妇头偏向一侧，双臂曲肘放在头两侧。该体位使大腿与躯干形成一个夹角，当夹角＞90°时称为开放式膝胸卧位，当夹角＜90°时称为闭合式膝胸卧位。

一般产程早期矫正胎头位置异常多采用开放式膝胸卧位，由于闭合式膝胸卧位可使坐骨分开，欲以增加骨盆出口径线为目的时也可采用闭合式膝胸卧位。为了增加舒适度，可让产妇双足轻抵于床头板或其他支撑物上，胸部（不是脸部）下面也可放一个薄枕头。采用一些技巧可以让这种姿势更容易维持，如陪伴者可用一条长围巾在孕妇的大腿上部缠绕，然后向后牵拉以承受产妇下半身的重量。若有条件，助产士或另一陪伴者可穿着干净的袜子，坐下来让产妇可以将她的肩膀放在脚踝上。在膝胸卧位的基础上，也可配合音乐疗法、腰背部及腰骶部按摩、热敷/冷敷、臀部抖动或筛动等，在增加舒适度、减轻疼痛不适的同时也可加强胎位不正的矫正效果。

（9）前倾倒置位。

前倾倒置位同样适用于孕30周后臀位、横位的纠正以及临产前或产程早期的胎头高直后位或前不均倾位等胎头位置异常。该体位作用原理同膝胸卧位，均是利用重力的作用使胎头退出骨盆重新入盆以达到矫正胎位的目的。

操作方法如图7-15所示，在沙发前方的地面铺好瑜伽垫，产妇采取跪姿，跪在沙发边缘，两小腿平放沙发上，双膝稍分开（与肩同宽），陪伴者协助产妇俯身，双手扶住沙发边缘，先协助其将一只手撑在地面，再将另一只手撑在地面，膝盖保持不动，双手支撑上身向前移动，使腹部

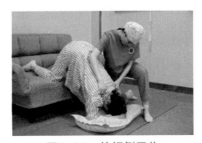

图7-15 前倾倒置位

离开大腿悬空，此时双手逐个曲肘支撑在地面，背部伸直，臀部抬起，协助产妇的头自由放置在两肘间，收紧下巴，也可头偏向一侧，双手臂曲肘放在头两侧。在该体位的基础上也可配合音乐疗法、腰背部及腰骶部按摩、热敷/冷敷、臀部抖动或筛动等。

（10）蹲位。

蹲位主要在第二产程中应用，如果胎头未达坐骨棘水平一般不使用，但如果产妇自感该体位舒适也可在任何时候采取。该体位尤其适用于疲劳不会使用腹压、胎头下降缓慢、骨盆出口稍狭窄需增大骨盆空间及盆底肌肉较厚的产妇。

蹲位与坐位在产程中的作用相似，也能增加骨产道径线，而且蹲位可充分发挥宫缩及腹压作用，一方面可反射性刺激宫缩增强，另一方面可使胎轴与产轴相适应，有利于胎头下降及旋转，利于产程进展。另外，蹲位待产可减小骨盆倾斜度，改变骨盆入口平面与胎先露的角度，使胎先露更适于骨盆平面，有利于胎头向下，完成分娩。除此之外，蹲位时产妇双下肢和足部均有着力点，可自由降低重心，且因符合产妇平时排便习惯，产妇容易掌握用力技巧。

需注意的是，当胎头较高和头盆倾势不均时，产妇躯干对骨盆底的压力可能会减少胎儿"蠕动"进入倾式均匀位置所需空间，阻碍胎位的自然纠正，不利于胎头转为均倾势，因此，胎头较高和胎头不均倾时不宜采取蹲位，宜采取能拉长产妇躯干并松弛骨盆关节的支撑蹲位或悬吊位。由于蹲位会压迫腘窝内血管和神经，阻碍血液循环，可能会造成神经性麻木，因此蹲位不宜过长时间，应每1～2次宫缩后坐立或站立片刻。

操作方法如图7-16所示，产妇双脚平放于地面或床上，身体由站立位下蹲成蹲位，可手扶床栏、拉绳、墨西哥围巾或拉住陪伴者的手，在蹲位的基础上，可协助产妇使其上身在两腿之间来回摆动。

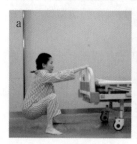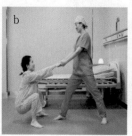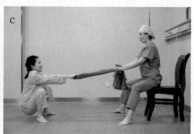

图7-16　蹲位

（11）支撑式蹲位。

支撑式蹲位主要在第二产程中应用，但如果产妇自感该体位舒适也可在任何时候采取。该体位属于直立体位，能有效利用重力，且较其他体位能给予骨盆关节更多的易变性，使胎头适应骨盆需要而更好地塑形，能拉长产妇躯体从而给予胎儿更多的空间，更好地调整胎头与骨盆间的角度，因此较适用于第二产程胎头下降缓慢、估计胎头较大、头盆倾势不均、枕后位或枕横位的孕妇。支撑式蹲位需要陪伴者有较大的力气，容易疲累，为了使陪伴者感觉更容易一些，陪伴者可背靠墙。另外，支撑式蹲位如果时间太长，陪伴者的上肢或大腿给予产妇腋下的压力，致臂丛神经受压，可能造成产妇双手感觉麻木、刺痛等异常。因此，在宫缩间歇期时建议让产妇站立并斜靠在陪伴者身上休息。

操作方法如图7-17所示，①陪伴者双腿前后站立，前腿站在产妇两脚中间的后方，宫缩时，产妇背靠陪伴者，陪伴者将前臂放在产妇腋下并用力上举，托起产妇身体的全部重量，可视情况左右摇摆产妇身体；②陪伴者坐在稳固的凳子上，产妇背靠陪伴者，蹲位屈肘将手臂支撑在陪伴者大腿上，陪伴者双手穿过产妇腋下握住背靠着自己的产妇的双手，也可视情况左右摇摆产妇身体。

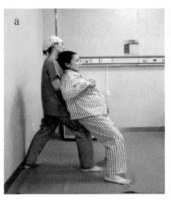
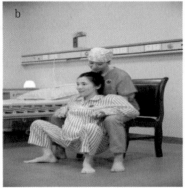

图7-17　支撑式蹲位

（12）悬吊位。

悬吊位作用同支撑式蹲位，但对陪伴者来说，分娩绳悬吊或悬吊位比支撑式蹲位更省力且容易。悬吊位需要陪伴者双腿或分娩绳支撑起产妇的全部体重，同时能使陪伴者双手空出抚摸或拥抱产妇，使产妇感觉安全和得到陪伴者的支持，可减少儿茶酚胺的分泌，减少分娩疼痛。

操作方法如图7-18所示，陪伴者坐在较高的床上或柜台上，双脚放在椅子或脚蹬上，两大腿分开；产妇背向陪伴者站在其两腿之间，上肢轻松地放在陪伴者大腿上；宫缩时产妇降低自己的身体，陪伴者用大腿夹紧产妇胸部两侧；产妇身体的全部重量靠上肢支撑在陪伴者大腿上。宫缩间歇期产妇站立休息。

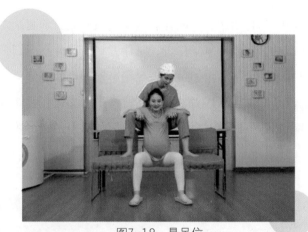

图7-18　悬吊位

也可用固定在天花板上的"分娩绳悬吊"来支撑产妇，操作方法如图7-19所示，产妇站立、双手紧紧抓住支撑物，其身体体重几乎全部由手臂支撑，小腿和足几乎不承受体重，将躯干拉直拉长。

（13）仰卧位。

仰卧位在第一产程及第二产程均可应用。仰卧位分娩是国内传统的分娩方式，也是目前国内各级医院最常采用的分娩方式。仰卧位便于产妇休息，利于医护人员阴道检查、监测胎心音、人工破膜、阴道手术助产和接生等，

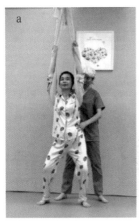
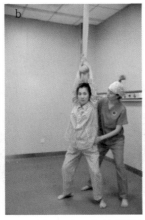
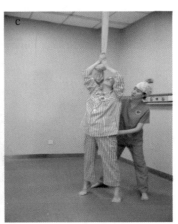

图7-19　分娩绳悬吊

也是最利于会阴保护的一种分娩方式。

仰卧位并非常规产程中提倡的体位，其不足有：①仰卧位时胎儿纵轴与产轴不在一条直线上，使胎儿重力对宫颈的压迫作用减弱，宫颈不能有效扩张，第一产程时间延长；②仰卧位分娩时腰椎曲度增加，妊娠子宫压迫腹主动脉，循环血量减少，子宫血液减少，其结果可直接引起胎盘循环障碍，易造成胎儿缺氧；③仰卧位时子宫压迫下腔静脉，使回心血量减少，易致仰卧位低血压综合征；④仰卧位时骨盆可塑性受到限制，骨盆相对狭窄，胎儿下降阻力增高，增加产妇的不安和疼痛，引起继发性宫缩乏力，导致产程延长和胎儿宫内窘迫，增加难产概率。

操作方法如图7-20所示，产妇仰面平卧或上身稍抬高（＜45°），双腿平放或自然弯曲呈自然放松状态，也可两手拉住大腿向肩方向牵拉，抑或将

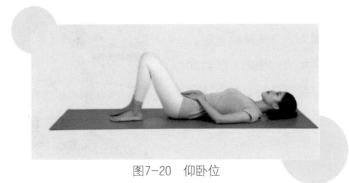

图7-20　仰卧位

两腿放置在支撑物上。在仰卧位的基础上，可在产妇臀部垫一平衡垫，并协助产妇进行臀部按摩，如图7-21所示。

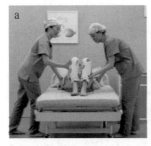 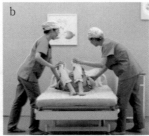 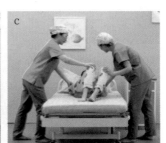

图7-21　仰卧位臀部按摩

2）产程中母体的运动

产程中母体应该活动起来，尤其是第一产程，在第二产程的早期也是可以运动的。这些有效的运动可以让骨盆关节发生持续变化以促进胎头旋转及下降；能够缓解产妇的疲劳与疼痛，促进产程进展；同时促进内源性催产素与内啡肽的分泌。

需要注意的是，有些活动对特定的产妇是不适用的，例如有关节活动障碍、麻醉状态，或者胎心不稳定的产妇都不建议做。

（1）步行或爬楼梯。

步行或爬楼梯主要是第一产程中应用，如若产妇愿意，必要时第二产程早期也可以应用。步行尤其是爬楼梯时，每走一步骨盆关节都在发生细微而重复的变化，可促进胎儿旋转及下降，且该运动为直立式体位运动，可以更好地利用重力的作用。步行和爬楼梯也可通过转换环境及分散注意力来改善产妇情绪。

操作方法如图7-22所示，产妇在家属或助产士的陪伴下平地步行或扶

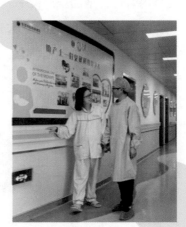

图7-22　步行

着楼梯扶手迈步上行，宫缩时如若产妇能够坚持应继续步行或爬楼梯，如若宫缩时难以坚持则可斜靠在陪伴者身上，亦可倚靠在走廊或楼梯的扶手上休息，待宫缩结束后再继续。如果在爬楼梯的每一个台阶上产妇均有意识地向外打开双腿，那么爬楼梯的同时产妇也在进行着弓箭步运动。

（2）摇摆骨盆或臀部。

摇摆骨盆或臀部主要在第一产程中应用，如果产妇愿意，在任何时候均可应用。操作方法如图7-23、图7-24及图7-25所示，产妇采取手膝位或利用分娩球协助跪式前倾位，在该体位的基础上做骨盆或臀部的前后、左右摇摆

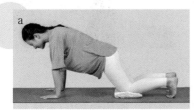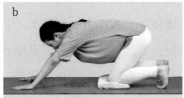

图7-23　手膝位骨盆摇摆运动

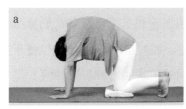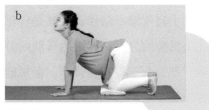

图7-24　"猫-牛运动"

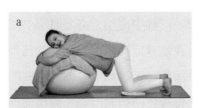

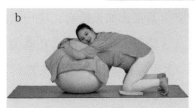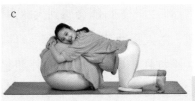

图7-25　跪式前倾位骨盆摇摆运动

或转圈运动，亦可做瑜伽中的"猫-牛运动"，先收缩腹肌并拱起背部，然后放松背部还原至正常位置。该法拥有手膝位及跪式前倾位矫正枕后位、不均倾位等异常胎方位及缓解腰背部疼痛等作用。

（3）慢舞。

慢舞主要在第一产程中应用，必要时第二产程早期也可以应用。操作方法如图7-26所示，产妇站立面向陪人，头靠在陪人肩上或胸前，手环绕住陪伴者脖子或勾住陪伴者的口袋或腰带，陪伴者抱住或搂住产妇腰部，同时可对产妇腰背部进行上下抚触按摩，产妇及陪伴

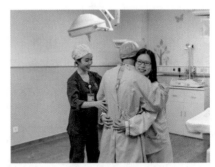

图7-26　慢舞

者身体一起跟随着脚的走动慢慢摇摆。

慢舞时有节奏感的摆动会让人感到舒适，能让产妇放松躯干和骨盆肌肉，而骨盆关节轻微重复移动，可促使胎头旋转及下降，且直立体位增加重力作用，促进子宫收缩。陪伴者尤其是伴侣的拥抱和支撑可缓解产妇紧张情绪，减少儿茶酚胺的分泌，促进内啡肽的分泌，减轻疼痛。该体位也便于按摩产妇的腰背部，利于缓解腰背痛。慢舞能同时监护胎心和静脉输液，是替代步行的好办法。

（4）弓箭步运动。

弓箭步运动主要在第一产程中应用，必要时第二产程早期也可以应用。操作方法如图7-27所示，在站式或跪式不对称位的基础上，保持身体直立，摇摆身体使重心转移至弓箭步一侧，调节髋部和弯曲的膝关节，再回到直立位，每一次宫缩节律性地将身体向抬起的脚一侧摆动—复位—摆动。重复摆动数次宫缩后，产妇可能会感到大腿内侧肌肉紧张，如果没有，应拉大两腿间的距离，陪人帮助其保持平衡。该体位及活动下，抬高的股骨在髋关节上起到了一个杠杆作用，使坐骨向外翘起，对OP位枕骨这一侧胎头选择提供更大空间，因而有利于胎头内旋转及不均倾位的矫正，同时也增大了重力的作用。当用于纠正异常胎方位时，应朝向胎儿枕骨方向做弓箭步运动。

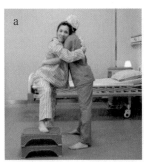
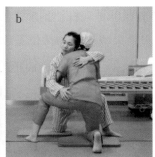
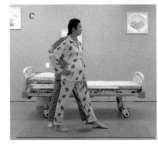
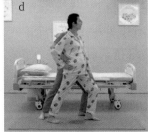
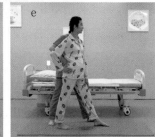

图7-27　弓箭步运动

5. 结束及评价

结束后需做好相关数据的收集，如评估产妇生命体征、胎心情况、产妇主观感觉、疼痛改善情况、产程进展缓慢及胎方位异常者需评估产程进展情况、胎方位变化等。一般一种体位持续时间以15～30 min为宜，当一种体位无效时需及时更换体位，每运动30 min需听诊胎心音1次。

四、体位与运动在产程中应用的注意事项

（1）严格掌握各种适应证和禁忌证，且要对患者及家属进行充分的告知，环境中应设有安全防范设施。

（2）在整个产程中，如母婴情况良好、产程进展正常，可采取自由体位；如果母婴情况异常、产程进展不正常则应采取指导体位。

（3）产程中任何的体位均有其优缺点，没有哪种单一体位对于任何产妇在任何情况或任何时候都适合。产程中尤其当存在枕后位、头盆倾势不均、俯屈不良等胎位异常时，产妇可以尝试多种体位，或两种体位相结合，

使胎头与母体骨盆的适应性达到最优。

（4）产程中采取哪一种体位需尊重产妇自身意愿，兼顾产妇舒适度与承受能力，如果产妇因疼痛加剧而拒绝或因硬膜外镇痛或镇静药等削弱了产妇维持该体位的能力时，则应谨慎尝试，并做好相关防范措施，最大程度保障母婴安全。

（5）产程中实施体位与运动，一定要与陪伴分娩相结合，助产士一定要严格观察实施效果，并且进行相应的调整，多种体位与运动相结合。任何一种体位最好不要维持超过30 min，当采取某一体位出现产程无进展、胎心率异常、产妇自感疲劳无力维持及自感不适等情况时，应及时更换体位。

（6）存在高血压、青光眼、鼻窦炎、羊水过多等情况不适宜采用头低臀高的体位，如膝胸卧位、前倾倒置位等。

（7）产妇采取体位与运动的过程中，需经常询问孕妇感受，当采取一些体位出现体力不支或感觉不适时，及时暂停该体位，并调整舒适体位，必要时针对异常情况给予对症处理。

（8）有一些体位会出现局部受压的情况，应注意对膝盖、腰骶部、肘部等各局部受压部位的保护，避免局部皮肤受损。

五、提高产程中体位与运动效能的管理

（1）更新理念，统一认识，将体位运动与导乐陪伴分娩相结合。科学合理的体位与运动，比如竖立位，使得子宫颈和阴道受到压迫和牵引，可反射地引起催产素分泌，可以有效地加强宫缩，促进产程的进展。一些体位可以减轻胎头对宫颈的压迫，则可以促进宫颈的血液循环，纠正宫颈水肿。正确使用体位，还可以纠正骨盆倾斜度，让胎儿随母体重心改变而改变，使胎体轴与产轴一致。在产妇的体位与活动的对照试验中，没有一个产妇认为仰卧位比其他体位舒适，体位及运动也可以有效地缓解分娩的疼痛。导乐陪伴分娩也可以对分娩结局产生积极的影响。

（2）将母体体位的应用方法及作用做广泛宣传和培训。

（3）严格掌握自由体位的适应证与禁忌证。

（4）营造家庭化人性化分娩氛围。柔和的灯光、安静的环境、愉快的氛围不仅仅能缓解产妇的紧张焦虑的心理，有利于产妇的休息与放松，同时还能促进内源性催产素的分泌。

（5）因人制宜，灵活应用体位与运动。

参考文献

［1］周荣，张敏．《诸病源候论·妇人杂病诸候》中"无子候"探析［J］．四川中医，2011，29（12）：30-31．

［2］庞汝彦，张宏玉．导乐分娩培训教材［M］．北京：中国社会出版社，2017：157-182．

［3］徐鑫芬，熊永芳，余桂珍．助产临床指南荟萃［M］．北京：科学出版社，2021：82-98．

［4］荣利．孕妇在产程中采取不同体位对分娩影响的研究进展［J］．中华现代护理杂志，2011（12）：1482-1484．

［5］王蕾．产程中运动及体位改变对分娩的影响［J］．中华现代护理杂志，2012，18（28）：2．

［6］李悦．体位干预对产妇产程影响的研究进展［J］．中华现代护理杂志，2013（10）：4．

［7］张梦琴，罗碧如．自由分娩体位对分娩结局的影响研究进展［J］．中国计划生育和妇产科，2019，11（03）：22-25．

［8］卢常平，罗碧如，姜梅，等．我国医疗机构开展自由体位分娩现状调查［J］．护理学杂志，2020，35（12）：4．

［9］汤立樱，蒙莉萍，陈敏，等．非药物镇痛分娩机制及研究进展［J］．海南医学院学报，2020，26（24）：7．

［10］张静．自由体位分娩的研究进展［J］．中华现代护理杂志，2018，24（5）：4．

［11］江紫妍，黄美凌，夏华安. 自由体位分娩在临床中的应用进展［J］. 中国实用护理杂志，2016，32（22）：5.

［12］周临. 自由体位分娩技术的应用研究［J］. 中国护理管理，2019，19（S1）：4.

［13］丁依玲，黄丽霞. 分娩期的体位［J］. 中国实用妇科与产科杂志，2005，21（5）：2.

［14］臧瑜，黄静，陈海英，等. 第二产程不同分娩体位应用现状及效果的研究进展［J］. 中国护理管理，2019，19（6）：6.

［15］World Health Organization. WHO recommendations：intrapartum care for a positive childbirth experience［EB/OL］.（2018-01）［2021-01-02］. http://www. who.int/reproductivehealth/publications/intrapartum-care-guidelines/en/.

［16］National Institute For Health And Clinical Excellence（NICE）. Intrapartum care for healthy women and babies［EB/OL］.（2017-02-17）［2021-01-01］. https://www.nice.org.uk/guidance/cg190.

［17］Royal College Of Midwives（RCM）. Evidence based guidelines for midwifery-led care in labour［EB/OL］.（2016-11）［2021-01-01］. https://www.rcm.org.uk/ content/evidence-based-guidelines2.

［18］LEE L, JESSICA D, AZZAM H. Management of spontaneous labour at term in healthy women［J］. J Obstet Gynaecol Can，2016，38（9）：843-865.

［19］Queensland Health（QLD）. Queensland clinical guideline（QCG）：normal birth［EB/OL］.（2018-06）［2021-01-01］. https://www.health.qld.gov.au/__data/assets/pdf_file/0014/142007/g-normalbirth. pdf

［20］LIU Y C. Position during labor and delivery：history and perspective［J］. J Nurse Midwifery，1979，24（3）：23-26.

［21］ROBERTS J，MENDEZ-BAUER C. A perspective of maternal position during labor〔J〕.J Perinat Med, 1980, 8（6）: 255-64.

〔22〕World Health Organization, Maternal and Newborn Health/Safe Motherhood Unit. Care in normal birth: a practical guide〔J〕. Birth, 1997, 24（2）: 121.

〔23〕WHO, FRH, MSM. Care in normal birth: a practical guide〔EB/OL〕.（2015-09-10）〔2021-05-06〕. http: //www. who. int/reproductivehealth/publications/maternal_perinatal_health/MSM_96_24_/en/.

〔24〕DUNDES L. The evolution of maternal birthing position〔J〕. Am J Public Health, 1987, 77（5）: 636-641.

〔25〕RACINET C. Maternal posture during parturition〔J〕. Gynecol Obstet Fertil, 2005, 33（7-8）: 533—538.

〔26〕GUPTA J K, NIKODEM C. Maternal posture in labour〔J〕. Eur J Obstet Gynecol Reprod Biol, 2000, 92（2）: 273-277.

〔27〕CARBONNE B, BENACHI A, LEVEQUE M L, et al. Maternal position during labor: effects on fetal oxygen saturation measured by pulse oximetry〔J〕. Obstet and Gynecol, 1996, 88（5）: 797—800.

〔28〕LAWRENCE A, LEWIS L, HOFMEYR G J, et al. Maternal positions and mobility during first stage labour〔J〕. Cochrane Database Syst Rev, 2013, 9（10）: CD003934.

〔29〕WATSON H L, COOKE A. What influences women's movement and the use of different positions during labour and birth: a systematic review protocol〔J〕. Syst Rev, 2018, 7（1）: 188.

〔30〕HUMPHRIES A, MIRJALILI S A, TARR G P, et al. The effect of supine positioning on maternal hemodynamics during late pregnancy〔J〕. J Matern Fetal Neonatal Med, 2019, 32（23）: 3923-3930.

〔31〕ONDECK M. Healthy Birth Practice #2: Walk, Move Around, and

Change Positions Throughout Labor ［J］． J Perinat Educ，2019，28（2）：81-87.

［32］DESSEAUVE D，FRADET L，LACOUTURE P，et al. Position for labor and birth：State of knowledge and biomechanical perspectives ［J］． Eur J Obstet Gynecol Reprod Biol，2017，208：46-54.

［33］Royal College Of Midwives. Normal birth active positions．［EB/OL］．（2017-02-13）［2021-03-05］.https：//www.rcm.org.uk/clinical-practice-and-guidance/normal-birth/normal-birth-active positions.

［34］National Institute For Health And Care Excellence. Intrapartum care for healthy women and babies［EB/OL］.（2017-02-21）［2021-05-08］．https：//www.nice.org.uk/guidance/cg190.

［35］Royal College of Obstetricians and Gynaecologists. RCOG statement on maternal position during the first stage of labour［EB/OL］.（2013-10-9）［2021-05-08］. https：//www. rcog. org. uk/en/news/rcog-statement-on-maternal-position-during-the-first-stage of-labour/.

［36］American College of Obstetricians and Gynecologists. ACOG committee opinion summary No. 687：approaches to limit intervention during labor and birth［J］.Obstetrics & Gynecology, 2017，29（2）：e20.

［37］ACNM，MANA，NACPM. Supporting healthy and normal physiologic childbirth：a consensus statement by ACNM，MANA and NACPM［J］.J Perinat Education. 2013，22（1）：14-18.

［38］FIGO，ICM，WRA，et al. Mother-baby friendly birthing facilities［J］. Int J Gynecol Obstet，2015.

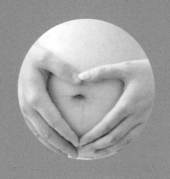

第八章

生育舞蹈

一、生育舞蹈的起源

舞蹈是人类最古老的艺术形式之一。远古时代，它就充当原始人们交流思想和感情的工具。在传统文化中，舞蹈已经成为一种日常的生活方式之一。生育舞蹈（dancing for birth）是美国斯蒂芬妮·拉尔森老师于2001年创立的，它融合了产科学、解剖学、心理学、瑜伽、艺术（舞蹈、音乐）等多种学科，以及有可能来源于宗教或非洲等原始部落的一些庆祝仪式。生育舞蹈将生育教育知识与舞蹈相结合，是一种形式新颖、方法简单、易于被孕产妇接受、轻松愉快的围生期保健方法，在备孕期、孕期、产时及产后应用都具有非常多有益的作用。2016年斯蒂芬妮·拉尔森老师受邀在我国广州、北京等地连续开展培训生育舞蹈讲课，之后生育舞蹈便在国内应用起来。

二、适合孕产妇跳的舞种

适合孕产妇跳的舞种多样，比较受推崇的有舒缓的民族舞、伦巴舞、恰恰、加勒比舞、肚皮舞及非洲蛇形舞等。在孕期，孕妇可以根据自身的身体情况及喜好，选择适合自己的并且感兴趣的舞蹈，但无论选择哪种舞蹈，急促、颠簸、跳跃、快速转换方向或高冲击动作应尽量避免，以免伤及自身和胎儿。

多数医疗机构目前开展的生育舞蹈多由经过专业训练的生育舞蹈讲师进行集体式的授课，一般多由孕妇学校或助产士门诊组织孕妇实施。孕期有接受过专业培训的产妇，在产程中可在助产士的监护下，可依据自身喜好，自行实施生育舞蹈运动，也可与助产士及家属等一起舞动。

生育舞蹈是一个趣味性非常强的运动，即使孕产妇在孕期并未接触过生育舞蹈运动，在产程中经评估无禁忌证后，孕产妇及其家属同样可以在助产士的带动下跟随着音乐一起实施简单的舞动。

三、生育舞蹈的作用

生育舞蹈是根据孕产妇特殊的生理状况及分娩机制编制的舞蹈，是专为孕、娩女性设计的在备孕期、孕期、产时及产后都可应用的中等强度的有氧运动方式。在进行生育舞蹈运动过程中，可以向体内输送大量氧气，同时可帮助保持适宜体重及控制血糖水平。孕期进行生育舞蹈练习可锻炼在分娩中有用的肌肉，如盆底肌、腰背肌、腹肌，尤其是我们的双腿，帮助我们跟身体更好地连接在一起。通过对腰腹背肌及盆底肌等核心肌群的张力锻炼来增加肌肉弹性，柔软松弛关节韧带，使身体更加柔韧，可提高耐力和灵活性、改善姿势和平衡，同时舒缓腰酸背痛等不适。生育舞蹈的动作让孕产妇保持在直立位状态待产分娩，可使胎儿的纵轴与产轴一致，充分发挥胎儿的重力作用。通过扭动及振动骨盆来扩大产道的空间，可有效促进胎头旋转下降、保持良好胎方位、缩短产程时间、促进自然分娩、降低剖宫产率。

生育舞蹈与一般的运动不同，它还增加了"趣味"和"快乐"这两个要素，跟随着神秘的音乐节奏，尽情地扭动着身体，可使身心变得轻松、自由，在分娩期使机体分泌一种叫内啡肽的镇痛物质，减轻分娩疼痛。通过舞蹈练习，更提供一种分娩应对技巧，可以让孕产妇充满对自身的信心，相信女人的天生魅力、对分娩的认知和身体的本能，有助于帮助产妇减少压力和紧张，坚定对阴道分娩的信心，提高处理分娩问题的能力的信心，增强分娩控制感，降低分娩恐惧感，减少产前及产后抑郁症的发生率和抑郁症状的严重程度。此外，生育舞蹈将生育知识与舞蹈相结合，孕妇通过学习基本的生育知识和分娩技能，了解并得到孕期、产时及产后的支持和教育，来提高母亲角色适应力，实现完美的分娩体验。

四、生育舞蹈在产程中的应用

（一）生育舞蹈的适应证

产妇自愿；单胎头位，无明显头盆不称；经评估，无运动禁忌证；胎心监护Ⅰ级；产妇精神状态良好；估计30 min内不能分娩。

（二）生育舞蹈的禁忌证

使用镇静剂药物4 h内，平衡能力差或不能站立者，有下床禁忌证者如胎膜破裂先露高浮者，宫缩过强，具有不稳定的心脏病、限制性肺病等孕期运动禁忌证者。

（三）生育舞蹈的应用流程

1. 评估

应用生育舞蹈运动前，需评估产妇各项情况，并排除禁忌证后方可应用。如评估孕产史、孕周、胎数、产程进展情况、宫缩情况、胎方位、胎心情况、有无严重的妊娠合并症或并发症、孕前及孕期的运动状态、生命体征、疼痛情况、健康状态、精神状态、进食及排便情况、双下肢活动情况、有无应用镇痛镇静药物、辅助检查结果有无异常、对生育舞蹈相关知识的了解情况等，排除生育舞蹈运动禁忌证或暂时不宜进行生育舞蹈的情况。

2. 解释并告知

评估无禁忌证，产妇适宜进行生育舞蹈运动后，应提前向其解释并告知生育舞蹈运动的原理、目的、方法和注意事项，知情同意并取得配合。

3. 应用前准备

取得产妇的同意后即可进行相关准备，包括以下4个方面准备。

1）环境准备

环境应具备一定的活动空间，安全舒适、温湿度适宜、光线柔和，可依据产妇需求播放舒缓或有节律的音乐，为了更好带动孕产妇舞动，一般以欢快的、节奏律动感较强的音乐为主。

2）物品准备

生育舞蹈运动不需任何特殊物品设备，有音乐即可顺利进行，不过若能给孕产妇佩戴腰链臀巾，则孕产妇在舞动的时候感觉会更佳。

3）产妇准备

排空大小便；避免过饱和饥饿状态，可饮用适量温水；穿着宽松舒适的衣物，着平底防滑鞋；裤腿下缘不能低于踝关节；运动前适当活动各关节及筋骨，做5~10 min的热身准备。

4）操作者准备

具备生育舞蹈相关知识技能，能胜任操作，着装整洁规范。

4. 实施

舞蹈动作一般跟随着音乐舞动，不同的音乐舞蹈动作可不同，一般可自行编制动作，在产程中应用基本以摇摆、抖动骨盆促进胎头旋转下降为主。下面简单介绍几个舞蹈动作。

1）臀部绕圈

操作方法如图8-1所示，首先双腿分开与胯同宽，双手叉腰，将一侧脚向前跨一小步，屈膝微微踮起前脚，将前脚同侧手握拳掌面贴于前脚的髋关节处，然后伸出该手食指，让食指指尖朝外顺时针/逆时针像是在画一个圆圈一样带动着臀部进行转圈。另一侧同法。

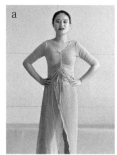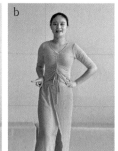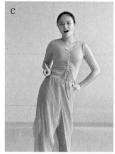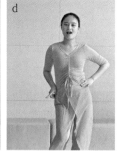

图8-1　舞蹈动作——臀部绕圈

2）曼波

操作方法如图8-2所示，双腿分开与胯同宽，将双手掌心向下打开与胸线平齐，舞动时首先右脚往前踏一步，将髋部从内向外顶胯顺时针画一个圆圈，再将右脚往后踏一步，将髋部从内向外逆时针画一个圆圈。同法，左脚前踏舞动时，髋部是从内向外顶胯逆时针画一个圆圈，再将左脚往后踏一步，将髋部从内向外顺时针画一个圆圈。

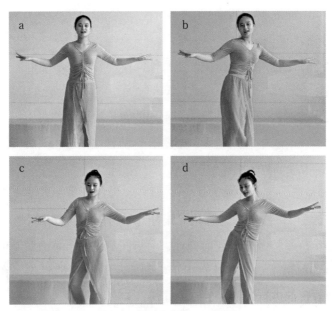

图8-2　舞蹈动作——曼波

3）性感女神

操作方法如图8-3所示，双腿分开与胯同宽，双手高举过头顶，掌心相对，微屈双膝，然后慢慢地将臀部往左右两边摇摆晃动起来，在摆动的同时可配合手部的左右晃动，也可将双手慢慢地伴随臀部摇晃一起在身体两侧上下滑动。

4）先天智慧臀敲

操作方法如图8-4所示，双腿分开与胯同宽，双手掌心向上打开与胸线平齐，先将右脚往前点踏一步，然后向前顶胯的同时将双手轻轻敲拍髋部，然后右脚向后踏步同时双手打开平举于两侧。左侧同法。

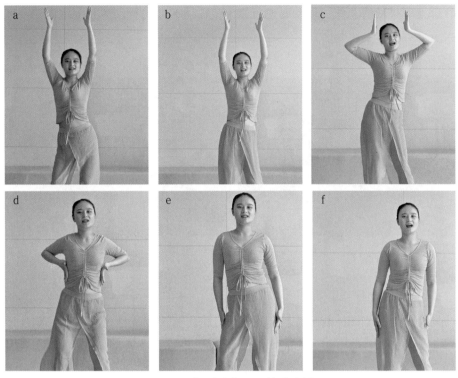

图8-3 舞蹈动作——性感女神

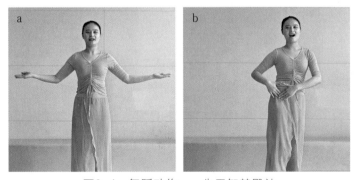

图8-4 舞蹈动作——先天智慧臀敲

5）宝宝下来

操作方法如图8-5所示，双腿打开与肩同宽，双膝稍稍弯曲，双手于身体两侧掌心向上打开或叉腰，然后臀部进行顺时针或逆时针绕圈的同时进行臀部上下抖动的动作，舞动时也可与宝宝沟通，如边舞动边和宝宝说"宝宝下来，宝宝下来。"。

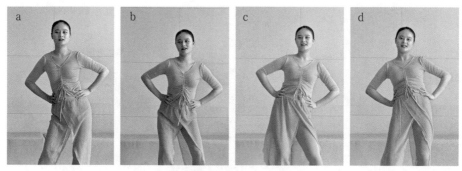

图8-5　舞蹈动作——宝宝下来

6）爱的转圈

操作方法如图8-6所示，双腿打开与胯同宽，双膝稍稍弯曲，臀部进行绕圈的同时，身体也跟着顺时针或逆时针转圈，可4个八拍转完一圈。

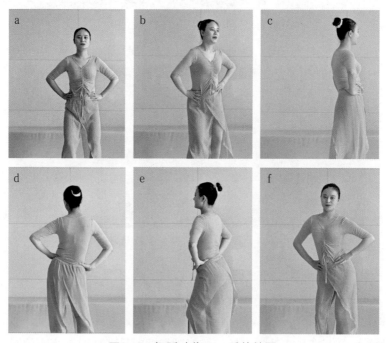

图8-6　舞蹈动作——爱的转圈

7）爱的恰恰

操作方法如图8-7所示，双脚打开与胯同宽，双手掌心向下于身体两侧打开，然后右脚向前踏一步，同时上身前倾肩膀进行前后抖动，可做4个八拍后，右脚向后踏步，同时上半身后仰，同时肩膀进行前后抖动。左侧同法。爱的恰恰动作主要是脚前后踏步的同时上半身前倾或后仰并抖动双肩。

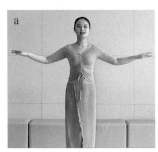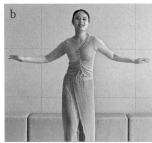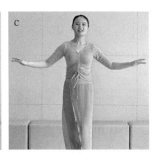

图8-7　舞蹈动作——爱的恰恰

8）宝宝创造

操作方法如图8-8所示，单人分解动作为双腿打开与胯同宽，双膝微微弯曲，身体向前微倾，双手叉腰，臀部顺时针以绕圈的方式进行扭动，进行2~4个八拍后再逆时针进行。有陪伴者双人进行时，产妇和陪伴者面对面站立手牵着手进行该舞蹈动作，二者均以顺时针/逆时针的方向进行臀部扭动。当产妇宫缩或疲乏时，可上身趴于陪伴者身上休息，也可在趴在陪伴者身上的同时进行臀部的扭动。

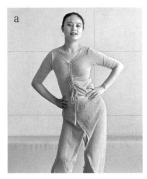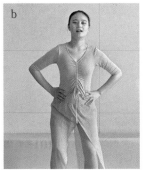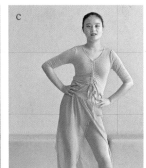

图8-8　舞蹈动作——宝宝创造

9）分娩女神

操作方法如图8-9所示，单人分解动作为双腿打开与胯同宽，双膝微微弯曲，双手打开高举于头顶两侧，舞动时臀部从左往右短"U"形摆动，同时配合手部动作，一般做4个八拍。有陪伴者双人进行时，产妇和陪伴者面对面站立，双手掌心向前打开高举于头顶两侧，互相贴住对方掌心，接着手部左右摆动的同时配合臀部的摆动，二者臀部的摆动方向与双手摆动的方向相同，如图8-10所示。产妇与陪伴者的双手亦可不高举过头顶，而是于身前互相牵住对方双手，然后左右摆动双手的同时，臀部跟随一起左右摆动。

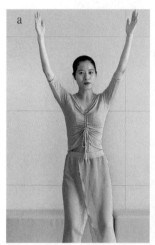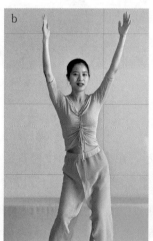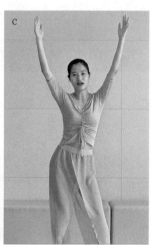

图8-9 舞蹈动作——分娩女神（单人）

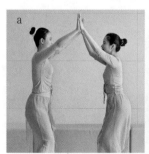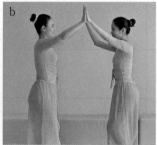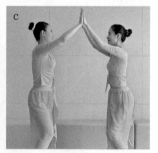

图8-10 舞蹈动作——分娩女神（双人）

10）无限耐心

操作方法如图8-11所示，单人分解动作为双腿打开与胯同宽，双膝微微弯曲，双手叉腰，接着以自我为中心用臀部去画一个横着的阿拉伯数字"8"，一般可做4个八拍。有陪伴者双人进行时，产妇和陪伴者面对面站立手牵着手，两人臀部扭动的同时手部跟随着一起车轮滚滚样摆动，为了二者舞动时更加协调，二者一般手部拉近自己的那一侧的臀部就往后，手部推向对方身体的一侧的臀部则往前。

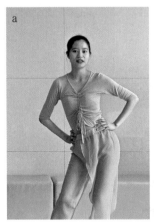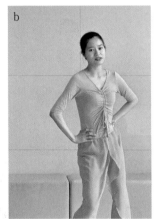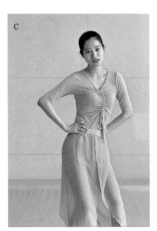

图8-11　舞蹈动作——无限耐心

11）环游世界

操作方法如图8-12所示，单人分解动作为双脚打开，与胯同宽，双膝微微弯曲，双手叉腰，接着臀部分别向左摆动，回到中间，向后摆动，回到中间，向右摆动，回到中间，向前摆动，回到中间。有陪伴者双人进行时，陪伴者可站在产妇身后，手扶产妇髋部，然后和产妇同步进行该舞蹈动作，如图8-13所示，一般进行4个八拍。

5. 结束及评价

注意时间控制，一般运动30 min左右，不超过45 min，结束后需评估产妇生命体征，胎心情况、产妇主观感觉及疼痛改善情况等。

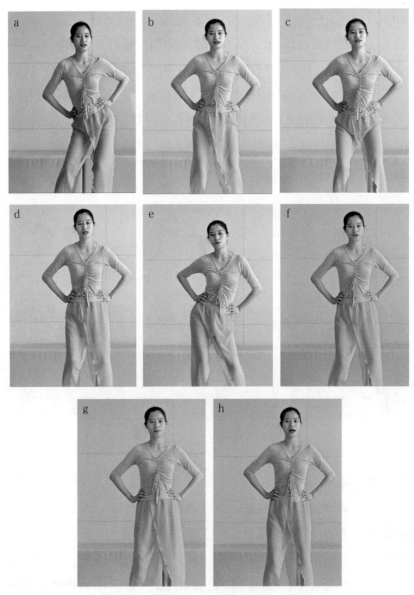

图8-12　舞蹈动作——环游世界（单人）

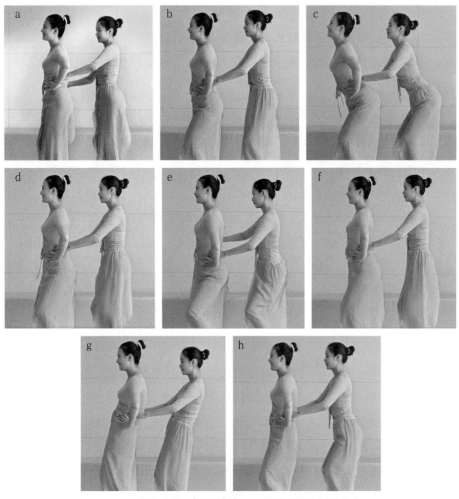

图8-13 舞蹈动作——环游世界（双人）

五、生育舞蹈在产程中应用的注意事项

（1）经过充分评估排除禁忌证后才能进行孕期生育舞蹈运动。

（2）生育舞蹈运动应选择在一个空气流通、温湿度适宜、地面防滑且平坦无异物、有一定空间的环境中进行。

（3）可选用产妇自己喜欢的一些轻音乐或带节奏感的音乐进行舞动。

（4）运动前排空大小便，穿自觉舒适的衣服，可赤脚或穿防滑的鞋子，裙摆或裤脚应不超过脚踝，防止摔倒。

（5）运动前可喝适量温水，应避免饥饿或过饱状态运动。

（6）生育舞蹈运动前先进行5 min的热身运动，拉伸一下肌肉和韧带，活动下关节。

（7）运动强度以中等强度为宜，一般通过谈话测试来判断，产妇运动时能够维持一般的对话，表示强度适中，如上气不接下气，甚至不能说话，表示运动的强度过量。需避免可能增加受伤风险的急促、颠簸、跳跃、大幅度地跺脚、快速转换方向或高冲击动作。

（8）运动前后产妇需注意自身感受及胎动等情况。

（9）应熟知停止运动的指征，一般不超过45 min，运动30 min需听胎心音1次。

参考文献

[1] 颜凤. 生育舞蹈干预对高龄经产妇围产期抑郁的影响研究［D］. 广州：南方医科大学，2019.

[2] 颜凤，张慧珠，杨金英，等. 产时应用生育舞蹈对初产妇产痛及分娩控制感的影响研究［J］. 护理学报，2019，17：6-9.

[3] 颜凤，林艳，张慧珠. 孕晚期及产时应用生育舞蹈对产妇分娩结局的影响研究［J］. 中华护理杂志，2018，9：1035-1038.

[4] 危娟，钟桂兰，刘洁英，等. 生育舞蹈课程教育对孕妇分娩恐惧的影响［J］. 中国保健营养，2019，29（11）：390-391.

[5] 余梦婷，王乐园，刁冠伟，等. 分娩恐惧及孕期教育干预进展［J］. 中国妇幼保健，2016，22：4908-4910.

[6] ACOG. Exercise during pregnancy［EB/OL］.（1998-04-15）. ［2021-07-12］. https：//www. acog. org/Patients/ FAQs/Exercise-During-Pregnancy.

[7] ACOG Committee on Practice Bulletins. ACOG practice bulletin

No.145: antepartum fetal surveillance [J]. Obstet Gynecol, 2014, 124 (1): 182-192.

[8] SANDERS SARAH G. Dancing through pregnancy: activity guidelines for professional and recreational dancers [J]. Journal of dance medicine & science: official publication of the International Association for Dance Medicine & Science, 2008: 17-22.

[9] SOMAYEH A, FATEMEH G, SAREH A, et al. Effect of dance labor on the management of active phase labor pain & clients' satisfaction: a randomized controlled trial study [J]. Global Journal of Health Science, 2014, 6 (3): 219-226.

[10] AKIN B, SAYDAM B K. The effect of labor dance on perceived labor pain, birth satisfaction, and neonatal outcomes [J]. Explore (NY), 2020, 16 (5): 310-317.

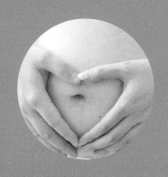

第九章

音乐催眠疗法

一、音乐催眠疗法的起源

1. 音乐疗法

音乐疗法是指治疗师通过使用多种不同形式的音乐体验，在治疗过程中进行系统的干预，以帮助患者达到更好的治疗效果。

音乐治疗在国外有很长的发展史，最早可追溯至古希腊时期，有文献记载亚里士多德和柏拉图有通过声乐的方式去驱动人在无意识状态下的应激反应。亚里士多德认为音乐可以调节人的情绪，刺激人的感官，从而促进身体的协调和健康。音乐疗法正式投入临床则是在20世纪初期第一次世界大战之后，用于消除因战争而失去肢体的伤病者的疼痛。

我国是音乐治疗最古老的发源地之一。《吕氏春秋·适音》载"故乐之务，在于和心；和心在于行适"，王安石的《临川先生文集·礼乐论》言"礼乐者，先王所以养人之神，正人而归正性也"，二者皆指出音乐可以调节人的心境。在我国，有文字记载的音乐治疗临床病例见于《黄帝内经》，记载了我国最早的以"宫商角徵羽"音阶治疗疾病的病例。1980年《中央音乐学院学报》则刊载了《音乐治疗学问题》的学术报告，正式将音乐治疗理论引入我国科研领域，1997年美国音乐治疗协会Maranta博士在我国中央音乐学院正式创立了我国第一所音乐治疗研究结构，自此我国音乐治疗人才培养开始进入专业化领域。

2. 催眠疗法

催眠疗法是指利用科学的催眠疗法技术，使患者进入催眠状态，然后给予患者积极的暗示，从而控制患者身心状态的一种心理疗法。

催眠最早可以追溯到古埃及和古希腊。詹姆斯·布雷德（James Braid）根据希腊词"hypnos"（意为睡眠）引入"催眠"一词。古希腊人将催眠用于手术准备和催眠治疗，印度的苦行僧、本土医生等也使用催眠术。公元前1500年左右的印度教吠陀经提到了催眠程序，现代催眠术起源于18世纪奥地利弗朗茨·安东·梅斯默（Franz Anton Mesmer）医生。印度的英国外科医生James Esdaile认识到催眠术对缓解疼痛的巨大好处，并使用催眠术作为唯一的麻醉剂进行了数百次重大手术。1958年，美国医学会批准了一份关于催眠医学用途的报告，并鼓励更多的研究。英国医学会在1892年和1955年批准了催眠的治疗用途，并建议所有医生和医学生都应该接受催眠培训。

3. 音乐催眠疗法

随着音乐疗法和催眠疗法的研究发展，音乐结合催眠疗法逐渐发展起来，并在许多领域得到应用。音乐催眠疗法是音乐与催眠的完美结合，通过应用与催眠场景相结合的治疗性音乐或α脑波音乐，给人营造一种安全、放松而敏锐、注意力高度集中的状态。它是一种综合了生理学、心理学和医学的综合方法，以拓宽对治疗的理解，关于音乐作为催眠力量的现代非超自然讨论可以追溯到18世纪后期。

二、音乐催眠疗法的作用

音乐催眠疗法可以借助音乐与语言的力量，实现更快地放松身体肌肉、放松大脑皮层、改变大脑意识状态、树立自信与积极的期待。研究指出，音乐催眠能够达到缓解疼痛的作用，可能与以下机制有关。

1. 疼痛中枢的抑制理论

人类的大脑皮层有一个重要的机制，当一个神经中枢兴奋之后，会抑制周围的其他神经中枢。人的听觉中枢与痛觉中枢都处于大脑的颞叶位置，距离非常的近，因此人在听音乐、在激活听觉中枢的同时，也抑制了痛觉神经中枢的兴奋，从而减轻疼痛感。

2. 内啡肽理论

内啡肽是一种天然的镇痛剂，它是由脑垂体分泌的一种内成性类吗啡生物化学合成激素。它能与吗啡受体结合，从而产生与吗啡、麻醉剂一样的止痛效果和愉悦感。内啡肽共有4种类型，其中β–内啡肽的活性最强。有研究发现，音乐能激发β–内啡肽。

3. 闸门理论

由于中枢神经系统在一个特定的时间内所能够通过的神经信号的数量是有限的，周围发生的事情所产生的信号就与疼痛信号竞争神经通道的空间。这种竞争导致部分的神经通道被其他信号占据，从而导致疼痛感的减弱。简而言之，就是当人的注意力集中在其他一些积极的事物（例如与人的交谈、音乐等）上而不是疼痛本身，人的疼痛感就会降低。

音乐的频率、节奏和有规律的声波振动，是一种物理能量，适度的物理能量会引起人体组织细胞发生和谐共振现象，能使颅腔、胸腔或某一个组织产生共振，从而直接影响人的脑电波、心率、呼吸节奏等。科学研究表明，当人处于优美悦耳的音乐环境，可改善神经系统、心血管系统、内分泌系统和消化系统的功能。良性的音乐可提高大脑皮层的兴奋性，能改善人们的情绪，激发人们的情感，振奋人们的精神，有助于消除心理、社会因素造成的紧张、忧郁、焦虑、恐惧等不良状态，提高应激能力。

临床实验证明，音乐能够催眠，可以调节人的身心健康。音乐声波是一种和谐悦耳且有节奏的频率，它通过听觉神经传到大脑中枢，可唤起人们对美好、幸福生活的憧憬。

音乐催眠疗法的机制是让音乐体验与痛苦体验竞争。传入神经通道的音乐体验可以减少疼痛体验，淡化疼痛体验，从而达到缓解疼痛的效果。音乐可与身体细胞产生和谐共振，从而调节身体功能，达到缓解疼痛的目的。此外，人在休眠的时候，对于疼痛的敏感度会下降。

国外学者研究表明，音乐结合催眠疗法可以显著降低宫缩疼痛程度，缩短产程，降低剖宫产率，提高自然分娩率，降低催产素使用率。音乐和催眠通过改善阻碍分娩的因素，对减轻疼痛、加快分娩进程有一定的作用。国内学者研究表明，采用音乐疗法联合催眠技术对初产妇进行干预，能有效缩短产程，减轻产妇第一产程的疼痛感及不良情绪，有利于减少母婴不良妊娠结局，提高初产妇分娩满意率。

三、音乐催眠疗法在产程中的应用

（一）音乐催眠疗法的适应证

产妇自愿；第一产程时间比较长，产妇消耗体力与精力较多；产妇注意力容易被宫缩转移，宫缩间隙时还老感觉疼痛；产妇紧张、焦虑、恐惧、情绪激动、对疼痛比较敏感；心理性难产；产妇夜间发动宫缩，一夜没有休息好。

（二）音乐催眠疗法的禁忌证

产妇拒绝，有精神分裂症、重度抑郁症、躁狂症、幻想症等精神疾病者，胎心不稳、宫缩不协调，有需要急转剖宫产手术指征。

（三）音乐催眠疗法的应用流程

1. 观察与评估

应用音乐催眠疗法前，需评估产妇各项情况，并排除禁忌证后方可应用。如评估产妇生命体征、疼痛情况、精神状态、睡眠状况、听力情况、产程进展情况、宫缩情况、胎心情况、有无严重的妊娠合并症或并发症、孕前及孕期的运动状态、进食及排便情况，对音乐催眠疗法相关知识了解情况和接受能力。

操作者尤其要注意观察产妇当下的临床表现及状态，观察产妇的面部表情、对于宫缩疼痛的情绪部分、身体部分（大腿、小腿、双足、大臂、小臂、双手，以及肩膀、臀部、腰部、腹部）是否紧绷及是否有僵硬的感觉。

2. 解释告知，并做出相应的干预计划

评估无禁忌证，产妇适宜进行音乐催眠后，应提前向其解释并告知音乐催眠疗法的原理、目的、方法和注意事项，知情同意并取得配合。制定干预计划时要有针对性，解决产妇当下的问题，如"面部紧张"，则需针对情绪部分进行放松；如"四肢紧张"，则需针对身体部分进行放松。

3. 应用前准备

取得产妇的同意后即可进行相关准备，包括以下4个方面准备。

1）环境准备

环境安静、安全舒适，温湿度适宜，光线柔和，具备较宽敞的空间。

2）物品准备

专业的临床类音乐及音乐播放设备，如音乐催眠枕、音乐催眠仪、音乐催眠灯（图9-1），根据需要配置如分娩椅、靠枕、枕头、瑜伽垫、分娩球等辅助工具及设施。

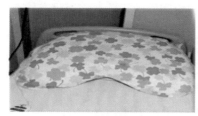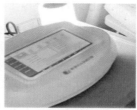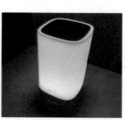

音乐催眠枕　　　　　　音乐催眠仪　　　　　音乐催眠灯

图9-1　音乐播放设备

3）产妇准备

排空大小便，避免过饱和饥饿状态。可饮用适量温水，穿着宽松舒适的衣物，着平底防滑鞋。取舒适体位，可依据产妇需求播放舒缓或有节律的音乐。

4）操作者准备

具备音乐催眠的相关知识技能，能胜任操作，着装整洁规范。

4．实施

1）事先沟通，取得产妇信任，平稳产妇情绪

操作者须告知产妇"我们要为她做什么""我做什么""她做什么""做这些有什么作用"。在进行引导的同时，也可适当地加入身体动作或安抚技巧给产妇带来安抚感，如用手抚摸她的额头、轻握产妇的手等。

引导语示例：

一会儿给您做一个音乐催眠镇痛里的放松，等一下您尽量闭上眼睛去配合音乐和引导语的部分。当宫缩来临时，你尽量做到用鼻子吸气、嘴巴吐气，宫缩来临时，你尽量做好这件事情就可以了，好好呼吸，其他的你尽量放松，配合我就可以了。一会儿跟着音乐放松以后，你的疼痛感也会相对降

低，同时还可以缓解你的疲劳，帮你好好地休息一会儿，可以有效地保存体力，能很好地面对后面的宫缩和产程进展。如果听着音乐你感觉放松到想睡的话，你就眯着眼睛自然地睡觉就行，当你跟着音乐深度放松以后，你的宫缩也会变得更加协调，宫颈周围的肌肉也会变得更加柔软，会更加有利于你后面的产程进展……

2）让产妇选择自己喜欢的催眠类音乐

在临产初期，舒缓的音乐有助于产妇放松和平静，而在临产活跃期，节奏感稍强的音乐可以引导产妇有规律地用力，从而加快生产进程。比如《春江花月夜》《遍地荷花》等音乐节奏就接近于人的心率，既不太快，也不太慢，它的旋律和节奏更符合分娩过程，音乐的节奏模仿人体心率（60~80拍/min）。国外有学者试验发现，每分钟60拍左右的音乐节奏，能与健康人的正常生物节律产生"共振"，能够使人保持身心平衡，呼吸、脉搏平衡，既不兴奋，也不抑制，是调养身体的最佳节奏。音量的大小一定要掌握适中，建议音量控制在60~70 dB，因为人类耳朵感觉舒适的音量不超过75 dB。

3）取舒适放松的体位

产妇取平卧位、侧卧位或侧俯卧位，可使用软枕，协助产妇保持放松的姿势。

4）引导产妇闭上眼睛，放松身心

引导语示例：

现在，请闭上眼睛，把身体所有的重量完完全全地交给你身下的床。感受一下你身下的床支撑着你身体所有的重量，感觉一下你躺在这里非常的安全和放松……

周围任何的声音和你身体所有的感受都不影响你的放松……任何你能听到的声音和身体所有的感受，都会帮助你更加地放松……更加地放松……

非常好，做得非常棒！

现在，请你带着放松的感觉，慢慢地深呼吸……慢慢地吸气……然后再慢慢地吐出来……再来一次，慢慢地吸气……然后再慢慢地吐出来……

仔细地感受一下你的呼吸正变得越来越缓慢……越来越均匀……越来越平稳……

你会感觉到你的每一次的呼吸都会帮助你的身体更加地放松……更加地放松……

5）引导产妇的身心与周围环境建立连接

继续引导产妇深呼吸，保持呼吸平稳、规律。身心的连接包括与产妇自身、与胎儿、与子宫；环境连接中的周围环境并非指简单的环境，更包括了视、听、触、嗅、味等五感的连接。

6）打开选择的催眠类音乐，实施肌肉渐进式放松

跟随音乐的节奏，对产妇实施由头到脚的肌肉渐进式放松法，亦可采用数字催眠法等其他相关的催眠方法，以此来引导产妇彻底放松身心。音乐肌肉渐进式放松是指在舒缓的音乐背景下，指导产妇依照前额、手及前臂、上臂、下颌、脸颊及鼻、胸、肩及后背、大腿、腹部、小腿、足部的顺序依次放松紧绷的肌肉群。让产妇集中注意力在某一肌肉群，持续绷紧肌肉 5~7 s，随后放松肌肉，通过肌肉放松法转移产妇注意力，从而得到精神上的放松。

引导语示例：

现在跟随我的指挥，握紧双拳……保持住，1、2、3、4、5，放松，尽量放松……仔细体会双手放松的感觉。（重复1遍）

让胳臂使劲弯曲……保持住，1、2、3、4、5，放松，尽量放松……仔细体会胳膊放松的感觉。（重复1遍）

7）待产妇放松以后，可适当加入引导语加深催眠效果

引导者跟随音乐节奏对产妇植入一些可加深催眠的引导词，如图9-2所示。

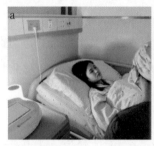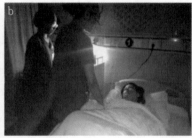

图9-2　加深催眠

引导语示例：

身体任何的反应和感受，都不影响你的放松。所有身体的反应及感受都会帮助你更深、更深地放松……更深、更深地放松……非常好，你做得非常棒！

现在，你可以带着放松的感觉好好地睡一觉……睡吧……睡吧……睡吧……越睡越深了……越睡越深了……睡吧……睡吧……越睡越深了……越睡越深了……睡吧……睡吧……睡吧……

待产妇充分休息放松后，则可结束音乐催眠。

5. 结束及评价

过程中观察并记录产妇的反应，评估产妇生命体征、胎心情况、疼痛情况等。操作者与产妇讨论音乐催眠疗法的收获、主观感受，及时调整音乐催眠疗法方案，确保获得理想的疗效。

四、音乐催眠疗法在产程中应用的注意事项

（1）播放催眠音乐时音量要适宜，音量过大会引起产妇不适。

（2）在进行音乐催眠时要注意选择合适的环境。因为舒适的环境，配合上舒缓的音乐，能更好实现治疗的效果。

（3）音乐催眠前，最好排空大小便，取舒适体位。过程中限灯光、声音、陪护人员和电话的干扰，护理人员应暂停非必要的护理活动。

参考文献

［1］徐鑫芬，熊永芳，余桂珍. 助产临床指南荟萃［M］. 北京：科学出版社，2021：140-148.

［2］李超. 声乐艺术在治疗中的历史与发展研究［J］. 中国神经免疫学和神经病学杂志，2021，28（1）：1.

［3］陈莹，郑娟，郭芳丽，等. 音乐疗法联合催眠技术在初产妇分娩

中的应用 ［J］. 当代护士：上旬刊，2020，27（11）：107-109.

［4］高天. 接受式音乐治疗方法 ［M］. 北京：中国轻工业出版社，2011：22-23，162-164.

［5］李丽敏，时风英，时兆芳. 音乐催眠术在产科中应用进展 ［J］. 继续医学教育，2014，28（1）：47.

［6］祖楠楠. 音乐与催眠治疗在分娩镇痛中的应用研究进展 ［J］. 特别健康，2021（33）：298.

［7］沈键. 护理心理学 ［M］. 上海：同济大学出版社，2013：124.

［8］CHEN J，CHEN Y，WANG F，et al. Analysis of the clinical effect of music combined with hypnosis on labor analgesia based on data mining ［J］. J Healthc Eng，2021：1418281.

［9］JOHNSON A J，Elkins G R. Effects of music and relaxation suggestions on experimental pain ［J］. International Journal of Clinical and Experimental Hypnosis，2020，68（2）：225-245.

［10］KENNAWAY J. Musical hypnosis：sound and selfhood from mesmerism to brainwashing ［J］. Soc Hist Med，2012，25（2）：271-289.

［11］American College of Obstetricians and Gynecologists' Committee on Practice Bulletins-obstertrics. ACOG practice bulletin No. 209：obstetric analgesia and anesthesia ［J］. Obstet Gynecol，2019，133（3）：e208-e225.

［12］PHUMDOUNG S，GOOD M. Music reduces sensation and distress of labor pain ［J］. Pain Manag Nurs，2003，4（2）：54-61.

［13］TINGYUAN Y，WANG E，CUI X，et al. Effects of ropivacaine-sufentanil epidural analgesia on labor and maternal and neonatal outcomes ［J］. Medicinal Plants，2019，10（6）：104-105，108.

［14］KEPPLER J. Shedding light on the fundamental mechanism underlying

hypnotic analgesia［J］. Annals of Palliative Medicine，2018，7
（1）：170−176.

［15］DR PAUL OGILVIE. A brief history of hypnosis［EB/OL］. ［2021−
12−13］. https：//www.liberationinmind.com/brief−history−of−
hypnosis/

［16］Hypnosis Motivation Institute. Hypnosis in history［EB/OL］.
［2021−12−13］. https：//hypnosis.edu/history/the−birth−of−
mesmerism

［17］American College of Obstetricians and Gynecologists' Committee
on Practice Bulletins−obstertrics. ACOG practice bulletin No. 209：
obstetric analgesia and anesthesia［J］. Obstet Gynecol，2019，133
（3）：e208−e225.

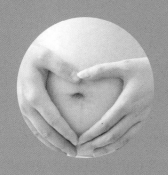

第十章

热敷与冷敷

一、冷热疗法的起源

冷热疗法是指利用低于或高于人体温度的物质作用于人体表面，通过神经传导引起皮肤和内脏器官血管的收缩和舒张，改变机体各系统的体液循环和新陈代谢，从而达到治疗目的。

热疗（heat therapy）指使用热水袋、电热毯、热湿毛巾等热敷产妇的腰背部、下腹、腹股沟和会阴部。热疗最早可以追溯到公元前5000年，据记载古埃及的一名医生曾经用加温的方法治疗过乳腺肿瘤，古希腊名医希波克拉底曾用加热的方法也治疗过肿瘤。热疗有悠久的历史，在旧石器时代，人们就有使用热的石头放在疼痛部位以缓解疼痛的做法。热敷法治疗疾病在我国已有2 000多年的历史，在《黄帝内经》中所提到的"熨"法就是热敷法，如图10-1所示。在马王堆帛书《五十二病方》中，就记载了用布包裹小颗粒的椭圆石头在酒中加热后进行按摩，治疗痔疮的病例。有学者研究表明，黄豆袋热敷在分娩产程中具有减痛效果，可缩短第一产程，降低剖宫产率，有利于提高产妇对自然分娩的信心，提高产科的护理质量。

冷疗（cold therapy）指使用冰袋、瓶用水、冷毛巾等放在产妇的腰骶部、臀部、会阴部等疼痛或不适部位，以舒适及不感觉寒战为度。冷疗的历史最早可以推到公元前2500年，古埃及人利用冷来治疗受伤与发炎。在我国，在《五十二病方》中就已有井底冷泥外敷疗法的记载，《后汉书》中记载华佗以

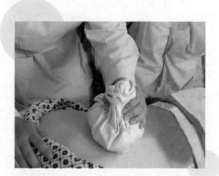

图10-1　熨法

冷水治热病之验案。有学者研究发现，冷敷能有效降低产妇自然分娩后会阴部疼痛，20 min冷敷改善疼痛及持续镇痛效果较好，且该研究还表明未使用冷敷是产妇自然分娩后1 h使用止疼药物的独立危险因素之一。

二、热敷与冷敷的作用

（一）热敷的作用

1. 促进炎症的消散和局限

热敷可使血管扩张，血流速度加快，改善血液循环，促进组织中毒素的排出。同时，血流量增加，白细胞计数增加，吞噬功能增强，加快组织新陈代谢，从而改善机体局部或全身营养状况，增强抵抗力和修复力。

2. 减少深部组织的充血

热敷可使局部血管扩张，血流量增加，使大量呈闭锁状态的动静脉吻合支开放，促使全身循环血量重新分布，皮肤血流增多，深部组织血流减少，从而减轻深部组织充血。

3. 缓解疼痛

热敷可降低感觉神经的兴奋性，提高疼痛阈值。改善血液循环，加快组胺等致痛物质的排出。减轻炎性水肿，解除对局部神经末梢刺激和压力而减轻疼痛。此外，还可增强结缔组织的延展性，使肌肉、肌腱和韧带等组织松弛，增加关节活动范围，缓解肌肉痉挛、关节强直僵硬，解除或减轻疼痛。

4. 保暖与舒适

热敷使局部血管扩张，促进血液循环，使患者感到温暖舒适。

（二）冷敷的作用

1. 减轻局部充血和出血

冷敷可使血管收缩，毛细血管通透性降低，减轻组织局部充血，同时可使血液流速减慢，血液黏滞度增加，有利于控制出血。

2. 控制炎症扩散

冷敷可使局部血管收缩，血流减少，降低细胞的新陈代谢和细菌的活力，进而抑制化脓和限制炎症的扩散。

3. 减轻疼痛

冷敷可抑制细胞的活动，降低神经末梢的敏感性，从而减轻疼痛。同时，冷敷后血管收缩，渗出减少，局部组织的张力减轻，起到减轻疼痛的作用。

4. 降温

皮肤冷敷时，通过传导散热降低体温。头部冷敷可降低脑细胞新陈代谢，提高脑组织对缺氧的耐受，从而保护脑细胞。

三、影响热敷与冷敷的因素

1. 方式

用热/冷的方式分为干热/干冷和湿热/湿冷两种，方式不同，其疗效也不同。干热/干冷时，因有空气，热/冷传导能力降低；湿热/湿冷时，由于水是良导体，其传导力和渗透力均比空气强，可达深层组织。因此，湿热/冷效应优于干热/冷效应，需注意防止烫伤或冻伤。

2. 时间

作用时间一般为10~30 min。在一定时间内，热/冷疗效应随着时间的延长而增强，但作用时间过长可能引起继发效应，甚至会导致身体出现不良反应，如烫伤、寒战、冻伤等。

3. 部位

作用部位不同，产生的热效也不同。身体各部位的皮肤厚度不同，皮肤薄或经常暴露的部位，对热/冷的敏感性较强，用热/冷效果好。

4. 温度

作用的温度与体表温度差异越大，热效应越强，反之，越弱。此外，环境温度对作用的效果也有影响。一般干热为50~70 ℃，湿热为40~60 ℃。有关温度的选择，具体应该根据用热/冷的目的和孕妇的耐受性而定。

5. 面积

作用的效应与作用的面积成正比，作用面积越大，产生的效应越强。作用面积越大，孕妇的耐受性越差，应密切观察局部或全身反应。

6. 个体差异

不同个体对用热敷/冷敷的敏感性和耐受性是有所差异的，热/冷效应也不同。女性对热（冷）刺激较男性敏感；身体虚弱、意识不清、昏迷、瘫痪、循环不良的患者，因感觉障碍，对热/冷的敏感性较差，耐受力低，故在进行热敷/冷敷时应特别警惕烫伤/冻伤的发生。

四、热敷与冷敷在产程中的应用

★热敷在产程中的应用

（一）热敷的适应证

产妇自诉或示意某处疼痛时；产妇有焦虑、肌肉紧张的特征时；产妇自觉寒冷时；第二产程，会阴部热敷促进盆底肌肉松弛并减轻疼痛。

（二）热敷的禁忌证

产妇发热时，产妇不想使用热敷，疼痛部位皮肤破损或有炎症，对热的敏感性差如感觉迟钝或障碍，对热不耐受。

（三）热敷的应用流程

1. 评估

在应用热敷前，需评估产妇各项情况，并排除禁忌证后方可应用。如评估孕产史、孕周、胎数、产程进展情况、宫缩情况、胎方位、胎心情况、宫口开大情况、有无严重的妊娠合并症或并发症、有无使用镇静镇痛药物、生命体征、疼痛情况、健康状态、精神状态、辅助检查结果有无异常、对热敷相关知识了解情况。尤其要注意热敷部位皮肤情况，如皮肤是否存在破损、炎症、感觉异常等情况。

2. 解释并告知

评估无禁忌证，产妇适宜进行热敷后，应提前向其解释并告知热敷的原理、目的、方法和注意事项，选择合适的热敷部位，知情同意并取得配合。

3. 应用前准备

取得产妇的同意后即可进行相关准备，包括以下4个方面准备。

1）环境准备

环境安静、安全，温湿度适宜，光线柔和，可提供行走和休息的场所。

2）物品准备

热敷用物（如加热硅胶、黄豆袋、米袋等），如图10-2所示；棉布外套、微波炉或恒温保暖柜，保温物品（如保鲜袋、保鲜膜），毛巾或一次性垫单。

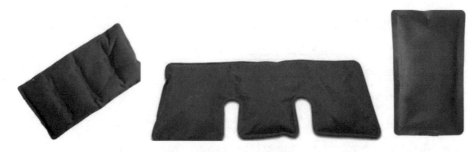

图10-2　热敷用物

3）产妇准备

排空大小便，穿宽松衣服，选择舒适体位。

4）操作者准备

具备热敷应用相关知识技能，能胜任操作，着装整洁规范。

4．实施

（1）加热前检查热敷用物的完整性。

（2）将硅胶或平整折叠后的黄豆袋、米袋等放于微波炉转盘中间，以中高档火力加热2.5～3 min。如若是黄豆袋、米袋等的厚薄大小不同，加热的时间不同。有条件者，可使用恒温保暖柜进行加热。将热敷用物加热取出后放平抚平，检查袋口，检查温度是否适宜、热力是否均匀，操作者应先在产妇肢体内侧测试温度以保证在耐受范围内。

（3）用保鲜袋或保鲜膜包裹热敷用物，并将热敷用物装进棉布外套等固定物品中并整理平整。

（4）将热敷用物置于产妇疼痛部位，通常应在热敷物和产妇皮肤之间放置1～2层棉布或毛巾，以避免直接烫伤。产妇临产后，由助产士指导产妇采取不同的体位，将热敷物放置于疼痛部位。侧卧位时，将热敷物放于腰间部；端坐位时，可挨着椅背，并将热敷物横放于腰骶部并固定腹带；也可将热敷物竖放置于椅子上，让产妇跨坐于热敷物上，产妇可自由活动不受限制。询问产妇感受，产妇觉温度舒适后对热敷物进行固定，并可配合进行按摩，如图10-3所示。

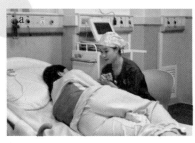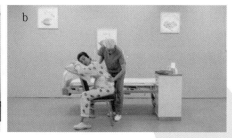

图10-3　黄豆袋热敷

（5）向产妇交代热敷相关注意事项。

（6）评估热敷物的散热情况，适时更换，并记录及观察产妇疼痛情况及热敷部位皮肤情况。热敷时间以20～30 min为宜，若需反复使用，中间需间隔1 h的时间。每15 min评估产妇热敷部位皮肤情况，若发现皮肤潮红、疼痛时应立即停止使用。

5. 结束及评价

评估产妇生命体征、胎心情况、产妇主观感觉、疼痛情况、应用部位皮肤情况。

★冷敷在产程中的应用

（一）冷敷的适应证

产程中，产妇自诉腰骶部疼痛；产妇感觉过热、出汗、发热时；痔疮导致明显疼痛时；产后会阴部肿胀、疼痛时。

（二）冷敷的禁忌证

产妇感觉寒冷时（此刻应适时采用热敷）；因传统文化产妇认为冷敷会对产时或产后健康有害时；不想使用冷敷或诉冷敷无效时；疼痛部位有皮肤破损，慢性炎症或深部化脓性病灶；产妇合并妊娠期高血压疾病；对冷过敏；血液循环障碍；昏迷、感觉异常、年老体弱者。

冷疗的禁忌部位：枕后、耳郭、阴囊部、心前区、腹部、足底、水肿部位。

（三）冷敷的应用流程

1. 评估

在应用冷敷前，需评估产妇各项情况，并排除禁忌证后方可应用，具体评估内容同热敷。

2. 解释并告知

评估无禁忌证，产妇适宜进行冷敷后，应提前向其解释并告知冷敷的原理、目的、方法和注意事项，选择合适的冷敷部位，知情同意并取得配合。

3. 应用前准备

取得产妇的同意后即可进行相关准备，包括以下4个方面准备。

1）环境准备

环境安静、安全，温湿度适宜，光线柔和，可提供行走和休息的场所。

2）物品准备

冷敷用物（如冰袋、冰冻胶袋、米袋或其他冷冻物体等），如图10-4所示；固定物品（如腰带等）；冰箱（视冷敷用物实际需求而定）；毛巾或一次性垫单。

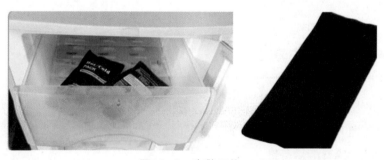

图10-4　冷敷用物

3）产妇准备

排空大小便、穿宽松衣服、选择舒适体位。

4）操作者准备

具备冷敷应用相关知识技能，能胜任操作，着装整洁规范。

4. 实施

（1）检查冰敷用物如冰袋的完整性，将其放于冰箱冷藏室冷冻。取出后，检查袋口，袋内物质分布是否均匀。

（2）擦去表面水分，用毛巾或一次性垫单包裹冰敷用物。

（3）冰敷方法：将冰敷用物置于产妇疼痛部位，在冰敷物和产妇皮肤之间放置1～2层棉布或毛巾等，以避免直接冷敷所致的不适或皮肤冻伤。询问产妇感受，产妇觉温度能够耐受后对冰敷用物进行固定，若为滚动式冷敷用物如饮品或软果汁等可采用滚动的方式对疼痛部位进行滚动按摩。

（4）向产妇交代冷敷相关注意事项。

（5）评估冷敷物的使用情况，适时更换，并记录及观察产妇疼痛及冷敷部位皮肤情况。

（6）冷敷时间以20～30 min为宜，若需反复使用，中间需间隔1 h。每10 min评估产妇冷敷部位皮肤情况，若发现皮肤出现苍白、青紫、疼痛或麻木感时应立即停止使用。

（7）除了上述冷敷方法外，还可手握冰块以达到镇痛的目的。具体方法如下：将冰敷用物直接放置于产妇手上，让其握紧，让产妇的注意力从疼痛部位转移至手上的冰冻感从而达到减轻疼痛的目的，如图10-5所示，此法相对于冷敷法产妇的接受度更高。有研究表明，在宫缩时冷敷产妇掌面虎口处，无宫缩时停止冰敷，双手交替，每侧冰敷20 min，该方法能有效缓解产妇分娩的疼痛。

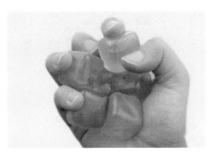

图10-5　手握冰块

5. 结束及评价

评估产妇生命体征、胎心情况、产妇主观感觉、疼痛情况、应用部位皮肤情况。

五、热敷与冷敷在产程中应用的注意事项

（1）不管是热敷还是冷敷，均需产妇暴露疼痛部位，故在进行操作时，室内应保持温暖无风，以防产妇感冒。

（2）热敷/冷敷的温度应以产妇能够忍受为限，防止发生烫伤/冻伤。热敷/冷敷时，要避免热敷/冷敷物品直接接触皮肤。

（3）热敷/冷敷过程中加强巡视，注意观察热敷/冷敷部位的血液循环情况，如热敷时出现局部皮肤发红，大小不等的水疱等，应立即停止用热，注意保护皮肤，防治皮肤脱落，进行局部冰敷止血或遵医嘱对症处理。冷敷时出现皮肤苍白、青紫等，应立即停止用冷，轻者给予局部保暖复温，重者遵医嘱对症处理。

参考文献

［1］徐鑫芬，熊永芳，余桂珍. 助产临床指南荟萃［M］. 北京：科学出版社，2021：119-126.

［2］李小寒，尚少梅. 基础护理学［M］. 5版. 北京：人民卫生出版社，2012：247-261.

［3］陈湘玉. 基础护理学［M］. 3版. 南京：江苏科学技术出版社，2018：252-262.

［4］汪静美，王云燕. 一种新型冷热疗袋的设计［J］. 中国医疗设备，2015（12）：118-119.

［5］李梦来，黄雪梅. 冷疗发展应用概述［J］. 内蒙古中医药，2011，29（9）：84-85，110.

［6］张婷婷，白玉贤. 热疗在消化道肿瘤中的应用［J］. 实用肿瘤学杂志，2006，20（3）：250-253.

［7］张维波. 经络与健康［M］. 北京：人民卫生出版社，2012：239.

［8］刘兴会，贺晶，漆洪波. 助产［M］. 北京：人民卫生出版社，2018：400，436.

［9］崔雪梅，何赛荷，吴艳萍. 豆袋热敷在分娩减痛中的应用［J］.中外医学研究，2014（3）：119-120.

［10］韩曼琳，林和先，邢少宁. 不同冰袋冷敷方案对分娩后会阴部疼痛的疗效比较［J］. 中国性科学，2019，28（11）：115-119.

［11］高玉芳，魏丽丽，修红. 临床实用护理技术及常见并发症处理［M］. 北京：人民军医出版社，2014：275-276.

［12］WATERS B L, RAISLER J. Ice massage for the reduction of labor pain［J］. The Journal of Midwifery & Womens Health，2003，48（5）：317-321.

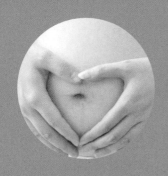

第十一章

穴位按压疗法

一、穴位按压疗法的起源及应用进展

穴位按压疗法起源于中国，在甲骨文中就有记载，迄今有5 000年历史。对于穴位疗法最早的记述是在《黄帝内经》中，例如经络学说、腧穴、刺灸方法、针灸宜忌等。《素问·卒痛论》中记载着"寒气客于肠胃之间，膜原之下，血不得散，小络急引故痛，按之则血气散，故按之痛止"。

穴位是人体脏腑经络之气输注并散发于体表的部位，是与脏腑经络之气相通并随之活动、变化的感受点、反映点和治疗点，具有感受刺激与反映病症两大功能，与经络学说一起构成了中医学的核心。

中医学认为分娩痛是由于胎儿下降引发母体气血运行不畅而导致的"不通则痛"，伴随着胎儿经阴道顺利娩出，则"通则不痛"。穴位按压属于中医学特色疗法，对分娩镇痛效果显著。通过手法作用刺激经络穴位达到理气止痛、活血催产、疏通经络的作用。

有学者对指压技术进行研究，结果表明指压技术可增加自然分娩的频率，减少对催产素的需求，减少胎儿窘迫，可作为过期妊娠诱导的安全补充方法之一。有学者对穴位按压在分娩疼痛管理的相关研究进行分析，结果表明穴位按压可能对分娩疼痛和产程时间有积极的影响。有研究表明，助产士干预配合穴位按压可以减轻瘢痕子宫再孕产妇的焦虑和抑郁程度，加快分娩进程，缓解疼痛，提高自然阴道分娩的成功率，降低产妇及新生儿不良结局的发生。

二、穴位按压疗法的作用

Melzack和Wall提出的闸门控制理论和内啡肽释放理论，解释了为什么穴位按压会降低分娩疼痛的强度。闸门控制理论指出，穴位按压会激活刺激粗纤维（Aβ纤维）并引导它们关闭门的机械感受器，而细纤维（Aδ和C纤维）则引导其他纤维打开它们。这种门的打开和关闭代表了疼痛是否沿着神经传递，这取决于压力的强度，这样就可以阻止疼痛向脊柱传递。内啡肽释放理论指出机体内不同的神经是连续不断地刺激信号进行传导的通道，通过穴位按压可使得机体局部皮肤及子宫痛阈持续提高，将信号传导至中枢，并有效刺激体内的抗痛系统，使其具有镇痛效果的5-羟色胺和具有内源性的阿片类物质得以释放。

此外，穴位按压可有效降低穴位外周血浆内所含的多巴胺含量。多巴胺含量降低，抑制了产妇机体中枢多巴胺能神经元活动，促进机体炎症部位局部的血液循环得到改善，使对产妇机体造成疼痛的物质被尽快地转运及被清除，最终达到降低产妇疼痛症状。

三、穴位按压疗法在产程中的应用

（一）穴位按压疗法的适应证

产妇因疼痛而焦虑、烦躁时，自觉疼痛难耐时，自觉肌肉紧张时，想要使用穴位按压时。

（二）穴位按压疗法的禁忌证

极度疲乏想要休息时，有严重并发症或合并症时，有局部外伤时，有局部皮肤严重水肿、皮疹、炎症或破损时，拒绝穴位按压时。

（三）穴位按压疗法的应用流程

1. 评估

产妇疼痛情况、产妇心率及胎心情况、产程进展情况如胎头下降及宫口开大情况、局部皮肤情况如有无伤口或是否存在感觉障碍等。

2. 解释并告知

评估无禁忌证，产妇适宜并自愿进行穴位按压后，应提前向其解释并告知穴位按压镇痛的原理、目的、方法和注意事项，知情同意并取得配合。

3. 应用前准备

取得产妇的同意后即可进行相关准备，包括以下4个方面准备。

1）环境准备

环境安全舒适，温湿度适宜，光线柔和。

2）物品准备

稳固的椅子、床及床栏杆，特有的支持工具，软枕，精油或矿物油，梳子。

3）产妇准备

产妇穿着舒适的衣服，过紧的衣领、腰带、裤子或鞋子会阻碍血液循环。排空大小便，避免饱食或饥饿状态，选择合适体位。

4）操作者准备

具备穴位按压镇痛相关知识技能，能胜任操作，着装整洁规范，双手保持温暖、清洁、指甲修剪得当，以防止对皮肤造成任何不适或伤害。

4. 实施

1）穴位位置的测量

寻找穴位的基本方法是沿着标识骨骼寻找，也有用产妇自己的手指指宽来进行测量寻找的方法。基本上女性的"一指宽"为1.5～2 cm。穴位的位置，因人体大小不同而略有不同，但手指指宽与人体大小是成一定比例的，因此利用产妇自己的手指指宽来进行测量寻找穴位是非常实用的方法，此法又称指寸定位法，详见图11-1。

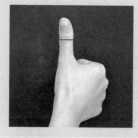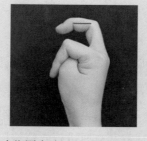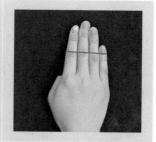

拇指同身寸	中指同身寸	横指同身寸
以被取穴者拇指指关节的宽度作为1寸	以被取穴者的中指屈曲时，中节桡侧两端纹头之间的距离作为1寸	被取穴者手四指并拢，以其中指中节的横纹为准，量取四指的宽度作为3寸

图11-1　指寸定位法

2）选择正确的按压位置

每个穴位都有其相应的国际标准代号，如表11-1所示。当受试者感到该部位有沉重、压力、刺痛、麻木或愉悦的感觉时，即确定该穴位的准确位置。

表11-1　穴位国际标准代号

中文命名	国际标准代号
印堂	EX-HN3
曲池	LI11
手三里	LI10
内关	PC6
神门	HT7
阴陵泉	SP9
三阴交	SP6
列缺	LU7
合谷	LI4
阳陵泉	GB34
足三里	ST36
太冲	LR3
百会	GV20
四神聪	EX-HN1
肾俞	BL23
气海俞	BL24
大肠俞	BL25
关元俞	BL26
上髎	BL31
次髎	BL32
中髎	BL33
下髎	BL34
承扶	BL36
昆仑	BL60

3）选择合适的按压力度

压力强度的标志是操作者的甲床部分变色为白色。如果按压力量过大，感觉到"疼"，肌肉紧张变硬，手指也按压不到身体的内部，穴位按压的效果就会减半，此种力度是不适宜的。按压的力度应以个人感觉到痛但是很舒服时才合适，此时按压效果才是最好的。

4）选择合适的穴位按压方式

"指腹按压"是穴位按压的基本方法，但是刺激穴位的方式还有其他的，下面介绍4种比较简单的方法。

（1）揉：感觉像放松肌肉一样，轻轻按压穴位周围。在穴位按压之前揉揉患处，穴位按压的效果也会有所提升。

（2）敲：和揉一样，可以缓解肌肉紧张。轻轻地按照一定节奏敲打身体，击打的力量过强会适得其反，所以要轻轻地敲打。

（3）搓：用手掌在不适部位及周边轻轻揉搓也很有效果。

（4）热敷：使用怀炉或者加热包对不适部位及其周围进行热敷也很有效果。

5）不同穴位的按压方法

（1）按压合谷。

【取穴方法】合谷位于手背，第一、第二掌骨间，第二掌骨桡侧的中点处。以一手的拇指指骨关节横纹，放在另一手拇、示指之间的指蹼缘上，屈指，拇指尖下即是取穴部位，如图11-2所示。

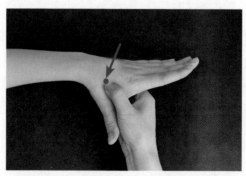

图11-2　合谷

【按压方法】在合谷的有效范围内施加压力，按压时应该模拟子宫的收缩或舒张周期进行有节律的按压。在施加压力之前，要求产妇深呼吸，每次做按压不应超过30~60 s，随后休息一段时间，一般重复按压5~6次为宜。

【作用效果】合谷具有调节经期、活血化瘀、促进分娩的作用，对分娩有重要意义。在伊朗进行的一项研究表明，按压合谷是一种合适的非药物技术，易于执行且有效缓解疼痛，不会对母亲或婴儿造成不良副作用。它可用于减轻分娩活跃期（宫颈扩张4~5 cm）的疼痛，而不是使用药理学方法。

（2）按压三阴交。

【取穴方法】三阴交位于小腿内侧，踝关节上方产妇自己的4个手指并起来的宽度处，如图11-3所示。

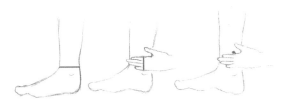

图11-3　三阴交取穴方法

【按压方法】同合谷。

【作用效果】三阴交是肝、脾、肾三经的交汇点。根据中医原理，该穴位用于健脾，恢复阴血、肝肾的平衡。此穴位也常用于治疗女性生殖系统疾病，例如分娩时的引产和镇痛。在土耳其对100名孕妇进行的研究结果表明，按摩三阴交是缓解分娩疼痛的有效手段，而且可以缩短分娩时间，同时不会对母婴造成伤害。

传统中医学称三阴交和合谷皆是堕胎的名穴，不要在怀孕期间对这些穴位进行按压，可能会导致不必要的宫缩而造成流产、早产。只有在需要频繁的子宫收缩时才可以刺激以上两个穴位。

（3）按压次髎。

【取穴方法】次髎是足太阳膀胱经的常用腧穴之一，位于髂后上棘与后正中线之间，适对第2骶后孔，如图11-4所示。

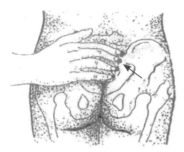

图11-4　次髎

【按压方法】双手置于骶部，用双手拇指指腹分别同时按揉两侧的穴位，以局部有酸痛感为佳，随后进行环形按揉，每秒1次，按压5 s后休息1 s，如此为一循环，按揉5 min。

【作用效果】有研究结果表明，按压次髎20 min可降低分娩疼痛期间的焦虑水平，在次髎处接受穴位按压的女性的第二产程时间更短。

（4）按压太冲。

【取穴方法】取穴时，可采用正坐或仰卧的姿势，太冲位于足背第一、第二趾缝隙间上1.5寸处，即第一、第二趾跖骨链接部之间凹陷处，如图11-5所示。

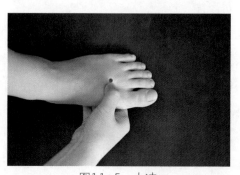

图11-5　太冲

【按压方法】用双手拇指同时按压两侧太冲5 s后休息1 s，依此步骤按压至5 min完成，每30~60 min可重复做1次，持续按摩动作至待产妇生产。

【作用效果】根据中医经络理论，产程中按压太冲可减轻阵痛、腰酸及加速产程的进展。

（5）手握梳子按压法。

【操作方法】操作者指导产妇以梳齿部面向掌心，在子宫收缩过程中抓住梳子，施加产妇觉得有用的压力即可，可以利用梳子来按压手指连接手掌的手部折痕，或者手指连接手掌的地方，或者穿过手掌中间的地方，任何最舒适的位置，如图11-6所示。

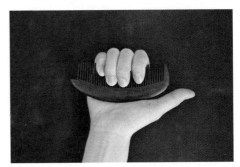

图11-6　手握梳子按压法

【作用效果】人的手上有很多穴位，梳子很密集，这么握着，可刺激手掌中的穴位，缓解子宫收缩带来的痛感。此外，分娩时用手握梳子还可以帮助产妇分散宫缩时的注意力，从而起到缓解疼痛的效果。

四、穴位按压疗法在产程中应用的注意事项

（1）尽量让产妇身心处于放松状态。如果过于紧张，产妇肌肉收缩变硬，即使按压穴位的位置正确，手指也很难触及穴位所在的有效位置，效果自然事倍功半。

（2）深呼吸和伸展运动是改善副交感神经状态的最简单的方法。轻微的伸展运动可以解除肌肉的紧张，再按压穴位时，手指更容易按压至身体深处。

（3）按压时使用指腹，用指尖按压会导致皮肤上出现明显的指甲痕迹，严重的还会损伤皮肤。

参考文献

［1］庞汝彦，张宏玉. 导乐分娩培训教材［M］. 北京：中国社会出版社，2017：119-127.

［2］徐鑫芬，熊永芳，余桂珍. 助产临床指南荟萃［M］. 北京：科

学出版社，2021：110-119.

［3］周涛. 中医穴位按压技巧辅助诊治的概况及展望［J］. 中国中西
　　 医结合急救杂志，2020，27（4）：3.

［4］宋艳，高倩. 耳穴压豆联合穴位按摩对自然分娩初产妇疼痛程度
　　 及产程进展的影响［J］. 中医临床研究，2020，12（10）：3.

［5］陈培，邱晓晓，门鑫，等. 初产妇穴位按摩联合椎管内分娩镇痛
　　 的应用及对产妇疼痛症状的影响［J］. 中国现代医生，2020，58
　　（7）：114-117.

［6］加藤雅俊. 图解3D穴位按摩［M］. 邓楚泓，译. 沈阳：辽宁科
　　 学技术出版社，2015：19-28.

［7］周锦娟. 孩子我们准备好了：准妈妈完美顺产手册［M］. 深
　　 圳：海天出版社，2014：137-140.

［8］庞汝彦. 导乐分娩培训教材［M］. 北京：中国社会出版社，
　　 2012：81-83.

［9］CHEN Y, XIANG X Y, CHIN K, et al. Acupressure for labor pain
　　 management：a systematic review and meta-analysis of randomized
　　 controlled trials［J］. Acupunct Med, 2021, 39（4）：243-252.

［10］TEIMOORI B, RAJABI S, NAVVABI-RIGI S D, et al. Evaluation
　　 effect of shiatsu technique on labor induction in post-term pregnancy［J］.
　　 Glob J Health Sci, 2014, 7（3）：177-183.

［11］MELZACK R, WALL P D. Pain mechanisms：a new theory［J］.
　　 Science, 1965, 150（3699）：971-979.

［12］FERNANDO M L C. A scientific review of acupuncture［J］. S Afr
　　 Fam Pract, 1982, 3（5）：13-17.

［13］MAFETONI R R, SHIMO A K. The effects of acupressure on labor
　　 pains during child birth：randomized clinical trial［J］. Rev Lat Am
　　 Enfermagem, 2016, 24：e2738.

［14］AKBARZADEH M, MASOUDI Z, ZARE N, et al. Comparison

of the effects of maternal supportive care and acupressure（at bl32 acupoint）on labor length and infant's apgar score ［J］. Glob J Health Sci, 2015, 8（3）: 236–244.

［15］ABIRI F, SHAHI A. The effect of LI4 acupressure on labor pain intensity and duration of labor: a randomized controlled trial ［J］. Oman Med J, 2014, 29（6）: 425–429.

［16］YESILCICEK CALIK K, KOMURCU N. Effects of SP6 acupuncture point stimulation on labor pain and duration of labor ［J］. Iran Red Crescent Med J, 2014, 16（10）: e16461.

［17］EMILY NEIMAN, APRN–CNM. Can holding a comb during labor help with pain management? ［EB/OL］. （2019–8–9）/ ［2022–1–26］. https: //wexnermedical.osu.edu/blog/comb-in-labor#: ~: text=Holding%20a%20comb%20with%20the%20 teeth%20pointing%20just, concentrate%20on.%20Why%20does%20 holding%20a%20comb%20help%3F.

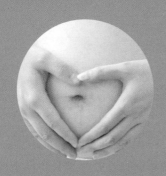

第十二章

经皮神经电刺激

一、经皮神经电刺激的起源

电刺激技术在其最早的概念形式中，被认为可以追溯到公元60年前，当时古罗马医生斯克里伯尼乌斯·拉格斯建议让患者暴露在外并与来自海洋中的"电鱼"接触，以减轻患者的症状。18世纪，人们相信电可以治疗从头痛到肿瘤的各种疾病，于是开发了许多设备来释放静电。电刺激神经调控技术是一种潜力巨大的非药物性疼痛治疗方法，目前该技术已被应用于临床各种急性及慢性疼痛的治疗。

随着电刺激技术的研究进展，根据刺激电极放置过程是否有创，电刺激神经调控技术可分为侵入性电刺激和非侵入性的经皮/经颅电刺激两大类。经皮神经电刺激（transcutaneous electrical nerve stimulation，TENS）是属于后者的一种可应用于分娩中的非侵入性、非药物性镇痛手段。

自20世纪70年代以来，TENS已用于分娩，并在20世纪90年代开始变得流行。现今TENS机，通常是一种小型设备，由电池供电，有时甚至可以放入口袋中，其组成如图12-1。其通过置于皮肤表面的电极给个体施加电刺激，进而产生镇痛作用。经皮神经电刺激镇痛疗法操作简单、方便，具有无创伤性，易被产妇及其家属接受。但TENS用于分娩镇痛的临床效果仍存争议，即使TENS的镇痛作用已在许多基础研究中得到广泛证实，但在临床实践中也报告了一些相互矛盾的结果。TENS分娩镇痛有效率差异较大，对于有的产妇而言效果非常好，而对于某些产妇却效果并不佳，这种不一致可能与刺激参数未优化、随机对照试验不足和不充分等有关。因此，仍需更多的研究优化TENS的镇痛作用。

TENS作为辅助镇痛的方法，能部分缓解产妇的宫缩疼痛，推迟有创性镇痛开始时间点，且无不良反应，对新生儿安全、可靠，不失为产房中分娩镇痛的一种替代手段，但也要认识到，TENS只是一种辅助镇痛方法，并非用来替代现有镇痛技术或作为唯一的宫缩痛治疗手段。

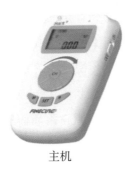 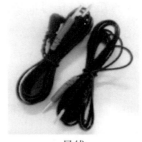 

主机　　　　　　　　　导线　　　　　　　　电极片

图12-1　TENS机组成

根据刺激参数的不同，TENS又一般可分为高频低强度的常规TENS、低频高强度的针刺样TENS及高频高强度的强TENS三种。

高频低强度的常规TENS的刺激电极通常置于疼痛部位的附近或同一皮节才有效，刺激频率通常为50～100 Hz，所施加的电流强度不会引起疼痛，因而引起的不适感较低，其不仅能有效缓解如癌痛、慢性腰背痛和原发性痛经、分娩痛以及术后痛等临床疼痛，还有助于恢复身体功能。

低频高强度的针刺样TENS及高频高强度的强TENS与常规TENS相比镇痛效果更强、镇痛范围更广，对施加部位也没有明显的限制，所施加的电流强度常常在痛阈之上甚至达到疼痛耐受阈，因而较易引起不适感和不愉悦情绪。由于分娩时的疼痛属于高强度急性痛类型，而低频高强度的针刺样TENS与高频高强度的强TENS都是同样会引发不适的疼痛刺激，因此，分娩时并不宜采用这两种刺激，而是适宜选用无伤害性的高频低强度的常规TENS。

二、经皮神经电刺激的作用

不同刺激参数的TENS具有不同的缓解疼痛的生物学机制，可产生不同的镇痛效果。多用于分娩的常规TENS的镇痛作用可通过闸门控制理论进行解释。1965年梅尔扎克和沃尔在《科学》杂志上提出疼痛闸门控制学说（GCT）：脊髓后角存在一种神经调节机制，使神经信号在诱发痛觉和痛反应前就受到闸门控制，减弱伤害性信号的传递，而脊髓背角的第Ⅱ层被认为是闸门的存在。该理论认为，传导触觉和压觉的粗纤维（Aβ纤维）与传导痛觉和温觉的细纤维（Aδ和C纤维）的相对激活量决定了疼痛信息是否上传。Aβ纤维倾向于首先激活脊髓背角中间神经元胶状质（substantia gelatinosa，SG）细胞，进而抑制二级神经元T细胞的激活，阻止疼痛信息的上传；而Aδ和C纤维倾向于抑制SG细胞，进而激活二级神经元T细胞，促进疼痛信息的上传。常规TENS的强度通常强而不痛，基本不激活Aδ和C纤维，但却会激活Aβ纤维，因而可抑制疼痛信息的传导，起到镇痛作用。实证研究也证明了常规TENS的镇痛机制确实与闸门控制理论有关，如动物研究显示，高频低强度的TENS可以显著抑制多数脊髓背角神经元的自发放电，而施加低频高强度TENS则没有这种效应。

三、经皮神经电刺激在产程中的应用

（一）经皮神经电刺激的适应证

产妇自愿，单胎头位，经评估，没有使用禁忌证。

（二）经皮神经电刺激的禁忌证

产妇拒绝，与水疗同时使用，带有心脏起搏器或除颤器者，体质极度过敏或对电流刺激过敏者，癫痫患者，活动性恶性肿瘤患者，感染性疾病患者，有出血倾向或处于急性出血期患者，心脏病患者，血压异常，高热患者，皮肤知觉障碍或者皮肤异常者，对感觉迟钝、深静脉血栓形成以及皮肤脆弱或受损者等。在某些区域放置电极片也存在禁忌，这些位置包括：眼睛上方、经大脑（尤其是脑血管意外病史患者）、颈部前方、电极同时放置胸部前后、身体内部、皮肤疾患上方、肿瘤上方、脊柱正上方、使用者可能无法识别皮肤刺激的严重感觉异常的区域。若产妇正在使用心电监护仪，也不可应用TENS进行镇痛。

（三）经皮神经电刺激的应用流程

1. 评估

产妇疼痛情况、产妇心率及胎心情况、产程进展情况如胎头下降及宫口开大情况、局部皮肤情况（如有无伤口或是否存在感觉障碍等）。少部分产妇会对电极片的成分过敏，应询问其过敏史。

2. 解释并告知

评估无禁忌证，产妇适宜并自愿进行TENS镇痛后，应提前向其解释并告知TENS机镇痛的原理、目的、方法和注意事项，知情同意并取得配合。

3. 应用前准备

取得产妇的同意后即可进行相关准备，包括以下4个方面准备。

1）环境准备

环境安全舒适，温湿度适宜，光线柔和，环境中避免有流动水。

2）物品准备

性能完好且有充足电量的TENS机，电量估计不足者可更换新电池或插上电源；根据部位和仪器选用合适的电极贴片。

3）产妇准备

排空大小便，避免饱食或饥饿状态，选择合适体位。

4）操作者准备

具备TENS镇痛相关知识技能，能胜任操作，着装整洁规范，双手保持温暖、清洁，时间安排妥当。

4. 实施

1）协助采取合适体位

根据所选择的治疗部位，协助产妇采取相应的体位方便粘贴电极片。一般治疗部位多选择腰背部，也有结合我国中医理论将电极放置在相应穴位，以合谷穴、三阴交穴最多。经皮穴位电刺激兼具穴位刺激及电刺激的双重作用优势，可能通过促进体内产生内源性镇痛物质β-内啡肽参与镇痛。选择腰背部粘贴电极片的一般协助采取侧卧位或坐式前倾位暴露腰背部，选择经穴位的多协助采取半卧位或坐位。

2）清洁治疗部位

镇痛开始前，先将所选择的治疗部位暴露并清洁干净。

3）连接主机与导线、导线与电极片

根据不同品牌的仪器选用相应的操作方法，如图12-2。

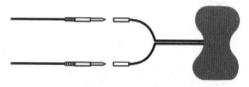

图12-2　连接导线

4）粘贴电极片

治疗部位选择腰背部者，如图12-3所示，将电极片贴于产妇脊柱
T10~L1（第10胸椎至第1腰椎）、S2~S4（第2至第4骶椎）两侧，即经过肚
脐水平绕腹与背部脊柱相交，在距该交界点左右和上下各3 cm处，该位置对
应的脊髓节段感受子宫收缩和子宫颈扩张传入的疼痛刺激。治疗部位选择相
应穴位者，则将合适的电极片贴于相应的穴位处。需根据不同品牌仪器的要
求进行粘贴。

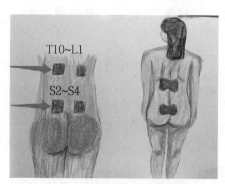

图12-3　腰背部电极片粘贴示意

5）开启电源，选择治疗模式

检查确保导线与主机、导线与电极片、电极片与患者连接好后，打开电
源开关。可根据不同品牌仪器及产妇个体情况选择相应治疗模式，一般多数
用于分娩期的TENS机有潜伏期及活跃期两种治疗模式。

6）调节输出强度

按了治疗开始键后，观察产妇的疼痛耐受能力并随之调节输出强度，将输出强度调整到产妇能耐受且有镇痛效果的强度，一般产妇会有麻的感觉，但无触电及疼痛感，如图12-4所示。随着宫缩的加强，可根据产妇个体情况动态调节电流输出强度，以镇痛有效且产妇可耐受为宜。调节的速度宜慢，需注意产妇的主诉。

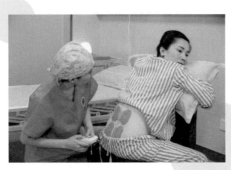

图12-4　调节TENS机输出强度

7）整理导线，妥善放置仪器

调整好强度后，整理好导线并将TENS机妥善放置。一般休息时可放置于床头，活动时可放口袋随身携带。

5. 解释

向产妇交代TENS镇痛的相关注意事项。

6. 结束使用TENS镇痛的实施操作

（1）逐渐调低电流输出强度，直到产妇没有麻的感觉。

（2）关闭TENS设备电源。

（3）从TENS设备上断开连接导线。

（4）从导线上的引脚断开与电极贴片的连接。

（5）从产妇身上取下电极贴片。

（6）清洁产妇电极片粘贴部位皮肤并评估皮肤情况。

7. 结束及评价

做好相关数据如生命体征、胎心、疼痛等情况的评估及记录。

四、经皮神经电刺激在产程中应用的注意事项

（1）严格掌握适应证与禁忌证。若应用过程中产妇出现非宫缩所致腹痛、异常阴道流血、头晕、头痛、呼吸困难、心悸、胎心率异常、电极片粘贴部位皮肤疼痛等情况，应终止TENS的应用。

（2）需注意所使用的TENS机的使用寿命，以确保安全性及镇痛的有效性，不同的厂家可能使用寿命不同，一般为3年。

（3）需使用与所选择的TENS机配套的电极片，以免造成不可预测的意外。

（4）取、拆卸电极片时，需手持贴片，勿拉扯导线。

（5）电极片专人专用，同一产妇若因其他原因需取下电极片，之后若有需要仍可重复利用多次，待分娩结束后可直接丢弃，但不能将同一电极片用于不同产妇。

（6）使用后的TENS主机及导线可用消毒湿巾进行擦拭消毒，勿用水或任何清洁消毒剂冲洗以及浸泡。

（7）电极片黏性不足或接触不良可能会造成皮肤灼伤，应注意将电极片胶体完全贴服于皮肤上。同时，两电极片间应至少距离2.5 cm，避免相碰触，降低镇痛效果。

（8）实施TENS镇痛的过程中，产妇可自由活动，也可与其他镇痛方法一起使用，但应避免进行淋浴、盆浴及对电极片粘贴的部位进行按摩及热敷。

（9）TENS治疗可随时停药，且无任何残留效应。如果产妇想进行水疗或热敷及按摩背部，可随时停止TENS镇痛，取下电极片，并在有需要时重新粘贴电极片进行TENS镇痛。

（10）TENS镇痛在临产早期应用效果较明显，应用效果良好者可在整

个产程中应用至分娩结束。若产妇在经调节电流强度后，自觉TENS镇痛无效，可停止使用，并改用其他镇痛措施。

（11）当TENS镇痛干扰某些监护仪的信号输出时，助产士应停止或暂停使用TENS，有需要者可待监护仪使用结束后再继续实施TENS镇痛。

（12）治疗前后建议产妇饮用适量温开水，以利于循环代谢。

参考文献

［1］徐鑫芬，熊永芳，余桂珍. 助产临床指南荟萃［M］. 北京：科学出版社，2021：134-139.

［2］庞汝彦，张宏玉. 导乐分娩培训教材［M］. 北京：中国社会出版社，2017：79-80.

［3］陈钰昕，张立波，吕雪靖，等. 非侵入性电刺激神经调控技术：镇痛效果与镇痛机制［J］. 生理学报，2021，3：389-406.

［4］周瑶，徐振东. 经皮神经电刺激用于围产期疼痛治疗的研究进展［J］. 上海医学，2021，3：213-216.

［5］王晓娇，顾春怡，张铮，等. 非药物性分娩镇痛在阴道试产产妇产程管理中的证据总结［J］. 中华护理杂志，2021，7：1086-1092.

［6］苗维娟. 经皮穴位电刺激在分娩镇痛中的作用［D］. 青岛：青岛大学，2020.

［7］陈瑶，陈创，项育枝，等. 经皮神经电刺激疗法临床应用的研究进展［J］. 临床荟萃，2019，2：175-179.

［8］李莉，吕艳，王冰，等. 经皮神经电刺激的镇痛机制及其在分娩镇痛中的应用［J］. 医学综述，2018，6：1211-1216.

［9］汤征宇，汪汇泉，夏晓磊，等. 经皮神经电刺激的镇痛机制及其临床应用［J］. 生理学报，2017，3：325-334.

［10］GUPTA R，KAUR G，KAUR J，et al. Evaluating the effectiveness of

TENS for maternal satisfaction in laboring parturients–comparison with epidural analgesia［J］. J Anaesthesiol Clin Pharmacol, 2020, 36 (4): 500–505.

［11］MOKHTARI T, REN Q, LI N, et al. Transcutaneous electrical nerve stimulation in relieving neuropathic pain: basic mechanisms and clinical applications［J］. Curr Pain Headache Rep, 2020, 24 (4): 14.

［12］GLADWELL P W, CRAMP F, PALMER S. Matching the perceived benefits of transcutaneous electrical nerve stimulation (TENS) for chronic musculoskeletal pain against patient reported outcome measures using the international classification of functioning, disability and health (ICF)［J］. Physiotherapy, 2020, 106: 128–135.

［13］SANTANA L S, SILVA GALLO R B, JORGE FERREIRA C H, et al. Transcutaneous electrical nerve stimulation (TENS) reduces pain and postpones the need for pharmacological analgesia during labour: a randomised trial［J］. J Physiother, 2016, 62 (1): 29–34.

［14］VAN DER SPANK J T, CAMBIER D C, DE PAEPE H M C, et al. Pain relief in labour by transcutaneous electrical nerve stimulation (TENS)［J］. Arch Gynecol Obstet, 2000, 264 (3): 131–136.

［15］CHAO A S, CHAO A, WANG T H, et al. Pain relief by applying transcutaneous electrical nerve stimulation (TENS) on acupuncture points during the first stage of labor: a randomized double–blind placebo–controlled trial［J］. Pain, 2007, 127 (3): 214–220.

［16］MELZACK R, WALL P D. Pain mechanisms: a new theory［J］. Science, 1965, 150 (3699): 971–979.

［17］VANCE C, DAILEY D, RAKEL B, et al. A novel method to obtain higher intensity TENS stimulation in clinical application［J］. J

Pain, 2015, 16（4）：S93.

［18］GARRISON D W，FOREMAN R D. Decreased activity of spontaneous and noxiously evoked dorsal horn cells during transcutaneous electrical nerve stimulation （TENS）［J］. Pain, 2010, 5（4）：231-237.

［19］DOWSWELL T，BEDWELL C，LAVENDER T，et al. Transcutaneous electrical nerve stimulation（TENS）for pain relief in labour［J］. Cochrane Database Syst Rev, 2009, 15（2）：CD007214.

［20］BEDWELL C，DOWSWELL T，NEILSON J P，et al.The use of transcutaneous electrical nerve stimulation （TENS） for pain relief in labour：a review of the evidence［J］. Midwifery, 2011, 27（5）：e141-e148.

［21］The Joanna Briggs Institute（JBI）. Labor：transcutaneous electrical nerve stimulation （TENS） for pain relief［EB/OL］. （2017-05-19）［2021-01-12］. http：//ovidsp. dc2. ovid.com/ovid-b/ovi-dweb.cgi?&S=ONCAFPPJCDEBCAJCIPAKPHEHLFCLAA00&-Link+Set=S.sh.63%7c1%7csl_190.

［22］TEOLO D，AN J. Transcutaneous electrical nerve stimulation［J］. Lancet, 1991, 337（8743）：CD006142.

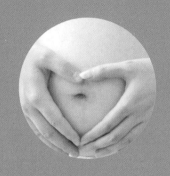

第十三章

呼 吸 法

一、呼吸法的起源

呼吸技术的实践可追溯到大约2 000年前。仔细控制自己的呼吸（调气）是瑜伽的主要部分之一，即使现在，呼吸练习除了用于健康人群的冥想和放松外，也是一种常见的治疗技术，可用于控制各种症状和状况（包括焦虑、高血压、哮喘和疼痛等），特别是在控制疼痛方面，呼吸法已成为疼痛和分娩患者的常规护理。

分娩中应用的呼吸法中最经典的是拉玛泽呼吸法，它是由法国产科医师Fernand Lamaze博士在1951年拜访苏联之后，在英国Grantly Dick Read提出的自然分娩学说和苏联尼古拉耶夫创立的精神预防性分娩镇痛法的基础上，进行改进与发展形成的一套科学的产前教育内容和减轻分娩疼痛的技巧。它以巴甫洛夫观念中的有条件反射为基础训练，把重点集中在特定的呼吸模式来减轻产痛。在法国加以研究、改进和推广。1960年在墨西哥成立了由家长、医务人员、分娩教育者组成的拉玛泽组织，后推广到欧洲、南美洲、美国及亚洲各国，形成拉玛泽国际组织。拉玛泽呼吸法是国际公认的一种有效的分娩镇痛方法，在许多国家广泛应用，也称心理预防式的分娩准备法。

一般来说，拉玛泽呼吸法在孕28周开始进行练习，以便分娩时可以灵活运用，如若临产前才练习，容易因为生疏而难以奏效。基于此，20世纪80年代后，一些简单而有节奏的呼吸技巧如慢呼吸法、轻呼吸法及打开声门自然呼吸放松法也逐渐在产程当中应用。这些方法一般在妊娠晚期制定分娩计划时教授给孕产妇，即使产妇孕期从未接触过任何呼吸法，在产程中的宫缩间歇期产妇也可以学会这些简单而有节奏的呼吸技巧，非常简单，但是有效。

二、呼吸法的作用

呼吸不同于心率，其是可受到意识控制的。在产程中有意识地控制呼吸，可以有效地让产妇在分娩时将注意力集中在对自己的呼吸控制上，从而转移注意力，减轻对疼痛的感受，提高对疼痛的耐受力，并减少药物镇痛的应用。

面对分娩，多数女性都会感到紧张、害怕甚至不知所措。在临床中，我们也不难见到一些产妇在生产过程中大声呻吟或大声喊叫，抑或是在宫口未开全就过早屏气用力，以及在胎头即将娩出仍向下屏气用力等的情况，这些情况下的产妇其实都没有很好地控制好自己的呼吸，这样对分娩都是很不利的。大喊大叫不仅不能减轻疼痛，反而可能引起过度换气，致使母婴缺氧，甚至继发碱血症等，还会过多消耗体力。在第一产程过早地屏气用力，容易导致宫颈水肿、宫颈裂伤等，过长时间屏气也易导致盆底损伤、呼吸性酸中毒及胎儿宫内窘迫等情况的发生。当胎头即将娩出时若未控制好呼吸仍向下屏气用力，则会导致胎儿娩出过快，引起会阴严重撕裂伤等。因此，掌握呼吸技巧，对帮助产妇顺利度过产程极其重要。

掌握了呼吸技巧的产妇在产程中进行有节律地呼吸，可增加氧气吸入，为母婴提供力量和能量，避免母婴缺氧的发生。同时，有节律的呼吸能够帮助产妇舒缓全身，更好地放松，帮助其保持镇定，增强应对宫缩的信心，避免不必要的体力浪费，促进产程进展，并让胎儿安全顺利出生。孕期呼吸技巧的训练，可以使准父母在产前做好充分的心理和生理准备。同时，在练习呼吸的过程中，不仅可提高夫妻之间的默契度，还可让夫妻关系变得愈发亲密，增进夫妻间感情。

三、呼吸法在产程中的应用

（一）呼吸法的适用对象

除有气道疾病及有严重妊娠合并症或并发症而无法经阴道分娩的产妇之外，其他产妇均适用，但前提必须是产妇愿意接受应用该方法。

（二）呼吸法的应用流程

1. 评估

评估产妇生命体征、孕产史、精神状态、宫缩、胎心、胎方位，以及产程进展情况、疼痛情况、孕期是否接触过呼吸法、有无禁忌证。

2. 解释并告知

解释并告知产妇呼吸减痛的方法及作用，知情同意并取得配合。

3. 应用前准备

取得产妇的同意后即可进行相关准备，包括以下4个方面。

1）环境准备

环境安全舒适，温湿度适宜，光线柔和，可依据产妇需求播放舒缓的音乐。

2）物品准备

瑜伽垫、供产妇休息的床、椅凳或沙发等。

3）产妇准备

排空大小便，穿宽松衣服，选择舒适体位。

4）操作者准备

具备呼吸法相关知识技能，能胜任操作，着装整洁规范。

4. 实施

1）拉玛泽呼吸法

（1）廓清式呼吸：每项运动前后均需做此呼吸，目标是使身体真正放松，必须身心完全放松，才能发挥最好的减痛效果。

A. 实施方法：坐、躺皆可，眼睛注视一个焦点，身体完全放松，用鼻子慢慢吸气至腹部，用嘴巴像吹蜡烛一样慢慢呼出气体。

B. 检验产妇是否完全放松的方法：将产妇的手臂或双腿慢慢抬起，若抬起时会感觉肢体的重量，且放开时被抬起的部位会重重地掉下，则表明产妇已完全放松。如若产妇未完全放松，则应继续发出（放松）的口令，直到感觉其完全放松为止。

（2）胸式呼吸（初步阶段）：在产程早期宫口开大0～3 cm时，每次宫缩进行4～6次胸式呼吸，时长32～48 s。

A. 实施方法：身体完全放松，眼睛注视一定点，由鼻孔吸气，由口吐气，腹部保持放松。每次速度平稳，吸呼气量均匀。

B. 训练步骤及口令：收缩开始；廓清式呼吸；吸二、三、四，吐二、三、四；吸二、三、四，吐二、三、四；吸二、三、四，吐二、三、四……廓清式呼吸；收缩结束。

（3）浅而慢的加速呼吸（加速阶段）：在产程进入加速阶段，宫口开大4～8 cm时，每次宫缩进行浅而慢的加速呼吸，总时长约42 s。

A. 实施方法：身体完全放松，眼睛注视一定点，由鼻孔吸气，由口吐气，腹部保持放松。随子宫收缩增强而加速，随其减弱而减缓。

B. 训练步骤及口令：收缩开始；廓清式呼吸；吸二、三、四，吐二、三、四；吸二、三，吐二、三；吸二，吐二；吸、吐，吸、吐……吸二，吐二；吸二、三，吐二、三；吸二、三、四，吐二、三、四；廓清式呼吸；收缩结束。

（4）浅的呼吸（转变阶段）：在临近分娩，宫口开大8～10 cm时，每次宫缩进行浅呼吸，总时长约32 s。

A. 实施方法：身体完全放松，眼睛注视一定点，微微张开嘴巴快速吸吐，吸吐转换时保持胸部气道高位呼吸，在喉咙处打转发出"嘻嘻嘻"音。完全用嘴呼吸，吸及吐的气一样量，避免换气过度，呼吸速度依子宫强度调整，连续4～6个快速吸吐再大力吐气，重复至收缩结束，产妇也可按照自己的节奏做快速的吸吐。

B. 训练步骤及口令：收缩开始；廓清式呼吸；"嘻嘻嘻嘻"吐；"嘻

嘻嘻嘻"吐……"嘻嘻嘻嘻"吐……"嘻嘻嘻嘻"吐……廓清式呼吸；收缩结束。

（5）闭气用力运动：宫口开全，指导产妇用力时应用。一般在足月后开始练习，孕期练习时只需模拟即可，不能真的用力。

A. 实施方法：身体完全放松，眼睛注视一个定点，遵循自身感觉，等待自发性下坠感的到来，当有自发性用力欲望时，大口吸气后屏气往下用力，头略抬起看肚脐，下巴前缩，顺应身体需要用力5~7 s。

B. 训练步骤及口令：收缩开始；廓清式呼吸；吸气，憋气，往下用力，用力……吐气；吸气，憋气，往下用力，用力……吐气……廓清式呼吸；收缩结束。

（6）哈气运动：应用时机为不能用力却又不由自主想要用力时，比如宫口未完全扩张而有强烈的便意感时，或胎头娩出2/3左右避免胎儿娩出过快时。

A. 实施方法：全身放松，嘴巴张开，像喘息似的急促呼吸。

B. 训练步骤及口令：宫缩开始，不要用力，打开嘴巴哈气，哈-哈-哈-哈……

（7）吹蜡烛运动：应用时机同哈气运动。

A. 实施方法：全身放松，以吹蜡烛方式快速呼吸。

B. 训练步骤及口令：宫缩开始，不要用力，吹蜡烛，呼-呼-呼-呼……

2）慢呼吸法

该法潜伏期应用居多，缓慢呼吸的关键是让产妇放松且充分呼吸。方法为宫缩来临，产妇取舒适体位，全身放松，眼睛注视一焦点，然后用鼻子充分深吸气至腹部膨起，直至全身处于紧张状态，然后再用嘴巴慢慢呼气使全身放松。每次呼气结束时，停留片刻，不要急于吸气。

呼吸频率控制在每分钟5~12次，当宫缩结束时，可恢复正常的活动，暂时不需要这种呼吸；也可指导产妇呼吸进行联想，指导其充分地吸气，缓慢地呼气，想象着每次呼吸是一次爬山运动，山就是宫缩的峰。当到达顶峰时，可以放松地呼气。

3）轻呼吸法

该法一般多用于活跃期，对于有些产妇，当宫缩变得强烈或频繁难以维持慢呼吸时，就需要切换到轻呼吸。

实施方法：当宫缩来临，指导产妇放松、集中注意力，然后用嘴每2~3 s进行一次浅而短暂、快速的呼吸，呼吸速度以能舒服地度过宫缩期为宜。嘴巴静静地、无声而短暂地吸气，再用嘴巴快速地呼气，吸气比呼气更轻、时间更短。在每次呼气后短暂停顿，防止呼吸过快，呼气时可以发出声音或呻吟。可温和地安慰产妇，以有节奏的手势等引导产妇的节奏。鼓励产妇无声而短暂地吸气，呼气时发出声音或呻吟。

（4）打开声门自然呼吸放松法

告知产妇放松全身肌肉，可以按自己感到舒适的方式呼吸，尽量能做到深而慢地吸气与吐气，避免过度过快地呼吸。当感到疼痛难忍时，鼓励其"喊出来"，开放声门，发出"啊-哈"的声音，从喉咙深处发声，正确发声时颈部应该能触摸到声带颤动。在开始宫缩疼痛时开始发声，尽可能长地延续至宫缩结束。该法能够有效地应对宫缩疼痛，并有利于放松肌肉，促进宫口扩张。

5. 结束及评价

观察产妇应用呼吸法的有效性，及时询问产妇自我感觉，评估其疼痛缓解情况等。

四、呼吸法在产程中应用的注意事项

使用呼吸镇痛法时，最好有家属或导乐陪伴，给予心理支持与配合。一般根据不同的产程进展，使用对应的呼吸方法，一切以产妇放松舒适为准。应用呼吸法过程中密切关注产妇各项情况，发现异常情况及时告知医生给予相应处理。呼吸法一般结合其他镇痛方法一起应用。孕期练习呼吸技巧时应排空膀胱，着宽松舒适的衣服，拉玛泽呼吸法至少在孕28周后再行练习，练习屏气用力时不能真的用力。

参考文献

［1］庞汝彦，张宏玉. 导乐分娩培训教材［M］. 北京：中国社会出版社，2017：76-77.

［2］徐鑫芬，熊永芳，余桂珍. 助产临床指南荟萃［M］. 北京：科学出版社，2021：67-71.

［3］丁焱，李笑天. 实用助产学［M］. 北京：人民卫生出版社，2018：212.

［4］PENNY SIMKIN，RUTH ANCHETA. 产程进展手册［M］. 陈改婷，张宏玉，主译. 2版. 西安：世界图书出版公司，2011：208-257.

［5］熊永芳. 拉玛泽分娩法的哲学内涵解读与应用［J］. 护理学杂志，2009，8：58.

［6］熊永芳. 拉玛泽分娩法的经典运动介绍与改进探索［J］. 护理学杂志，2009，10：50.

［7］张鸿慧，何玉宁，刘乔平，等. Lamaze呼吸法减痛分娩在中国应用的研究进展［J］. 中国妇产科临床杂志，2012，1：76-78.

［8］汤立樱，蒙莉萍，陈敏，等. 非药物镇痛分娩机制及研究进展［J］. 海南医学院学报，2020，26（24）：1914-1920.

［9］赵振普，钱莉，雷兆文. 拉玛泽呼吸法联合经皮低频电刺激在分娩镇痛中的效果及对母婴安全的影响［J］. 护理研究，2018，32（23）：3801-3804.

［10］雪丽霜，覃桂荣，刘素娥，等. 拉玛泽分娩法的研究进展［J］. 护士进修杂志，2008，23（8）：736-738.

［11］LAMAZE，VELLAY. L'accouchement sans douleur［Painless labor］［J］.Sem Med，1952，28（15）：301-305.

［12］LAMAZE，VELLAY. L'accouchement sans douleur par la méthode psychophysique；premiers résultats portant sur 500 cas ［Painless labor by a psychophysical method；first results of 500 cases］［J］. Gaz Med Fr，1952，59（23）：1445-1460.

［13］ELLIS H. Grantly dick-read （1890-1959）：advocate of 'natural' childbirth［J］. Br J Hosp Med （Lond），2009，70（6）：355.

［14］LOTHIAN J A. Lamaze breathing：what every pregnant woman needs to know［J］. J Perinat Educ，2011，20（2）：118-120.

［15］JAFARI H，COURTOIS I，VAN DEN BERGH O，et al. Pain and respiration：a systematic review［J］. Pain，2017，158（6）：995-1006.

［16］WU C，GE Y，ZHANG X. The combined effects of lamaze breathing training and nursing intervention on the delivery in primipara：a PRISMA systematic review meta-analysis［J］. Medicine （Baltimore），2021，29，100（4）：e23920.

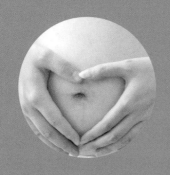

第十四章

墨西哥围巾

一、墨西哥围巾简介

墨西哥人有着在产前、产时和产后使用围巾的悠久传统。围巾在颜色、质地和图案上存在地区差异，但它是一种美丽的长梭织面料，如图14-1所示。在产程中使用长围巾最近在世界各地变得更加普遍。丹麦的研究人员观察了围巾在生产时的使用频率：在2014年之前，仅约2%的阴道分娩者使用围巾；2018年约有9%的产妇使用围巾。墨西哥围巾可用于产前、产时及产后，对其称谓也在不断升级，称其是分娩工具、分娩助手，目前多称其为分娩神器。

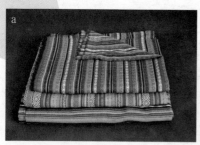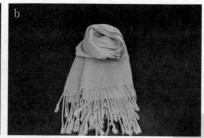

图14-1　不同款式墨西哥围巾

二、墨西哥围巾的作用

墨西哥围巾不同的用法可起到不同的作用。

（1）利用墨西哥围巾进行腹部及臀部的筛动，可帮助放松紧绷的子宫韧带和腹部肌肉，帮助胎儿更容易旋转，帮助纠正异常胎方位。

（2）利用墨西哥围巾协助在产程中不断变换体位以及协助骨盆摇摆等运动，使骨盆关节发生持续变化，可扩张产道，帮助纠正胎头的位置异常、促进胎头与骨盆结合最优化，同时能够增加产妇舒适度、缓解疲劳，促进产程进展。

（3）利用墨西哥围巾协助进行局部的压迫、骨盆挤压及骨盆摇摆放松等，可起到一定的减轻疼痛的作用。

（4）利用墨西哥围巾的须边对产妇进行轻触，也可起到刺激产妇内啡肽的分泌，帮助产妇放松、缓解疼痛等作用。

三、墨西哥围巾在产程中的应用

（一）墨西哥围巾应用的适应证

单胎头位；产妇自愿；低危，无严重妊娠合并症；存在枕后位、枕横位等胎头位置异常者；需矫正悬垂腹协助胎儿入盆者；自诉腹部宫缩疼痛或腰骶部等疼痛，需减轻疼痛、增加舒适度者。

（二）墨西哥围巾应用的禁忌证

阴道分娩禁忌证，胎心率异常，宫缩过强，产妇存在胸闷、头痛、心悸等身体不适，臀位胎膜早破，头位胎膜早破胎头未与宫颈紧贴，胎盘早剥，前置胎盘，异常阴道流血，产妇与家属拒绝。

（三）墨西哥围巾的应用流程

1. 评估

应用墨西哥围巾前，需评估产妇各项情况，并排除禁忌证后方可应用。如评估孕产史、孕周、胎数、产程进展情况、宫缩情况、胎方位、胎心情况、宫口开大情况、有无严重的妊娠合并症或并发症、生命体征、疼痛情况、健康状态、精神状态、进食及排便情况、双下肢活动情况、有无应用镇痛镇静药物、辅助检查结果有无异常、对墨西哥围巾应用的了解情况等，排除使用墨西哥围巾的禁忌证。

2. 解释并告知

评估无禁忌证，产妇适宜并同意进行墨西哥围巾的应用后，应提前向其解释并告知墨西哥围巾应用的原理、目的、方法和注意事项，知情同意并取得配合。

3. 应用前准备

取得产妇的同意后即可进行相关准备，包括以下4个方面的准备。

1）环境准备

环境安全舒适，温湿度适宜，光线柔和；可依据产妇需求播放合适的音乐。

2）物品准备

墨西哥围巾、瑜伽垫、分娩球、护膝垫、按摩球，供产妇休息的床、椅凳或沙发等。

3）产妇准备

排空大小便，避免过饱和饥饿状态，穿着合适衣物，根据应用需要采取相应体位。

4）操作者准备

经过规范培训，具备墨西哥围巾应用相关知识技能，能胜任操作，着装整洁规范，时间安排妥当。

4. 实施

根据产妇的个体情况和需求选用不同的应用方法。

1）纠正异常胎方位

在分娩过程中，墨西哥围巾可以有很多种不同的使用方式，但最常见的一种是使用可控的运动来帮助筛动臀部、腹部或稍微左右摇摆，这样有助于纠正不良的胎儿定位，很多的医务人员都精通使用墨西哥围巾来帮助胎儿转换到更好的分娩位置。

（1）手膝位/跪式前倾位臀部筛动。

如图14-2所示，产妇取手膝位或利用分娩球、沙发或凳子等协助采取跪式前倾位，操作者跪立于产妇腿间，尽可能靠近产妇身体，这样有助于操作者节省力气。接着用墨西哥围巾包裹产妇臀部，双手于产妇臀部两侧攥紧墨西哥围巾，在产妇的宫缩间歇期，进行轻柔、快速、有节奏地上下筛动，速度以产妇感觉舒适为宜。该法适用于纠正枕后位、枕横位、高直位、不均倾位等异常胎方位，同时也可起到减轻疼痛的作用。

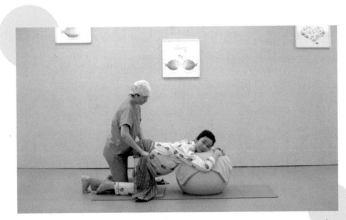

图14-2 跪式前倾位臀部筛动

（2）手膝位/跪式前倾位腹部筛动。

手膝位/跪式前倾位的体位配合进行腹部筛动，可松弛过紧的子宫韧带和腹肌，帮助婴儿在妊娠或分娩旋转。如图14-3所示，产妇取手膝位或利用分娩球、沙发或凳子等协助采取跪式前倾位，操作者双脚分开站在产妇身体两侧，用墨西哥围巾围住产妇腹部，双手拉住墨西哥围巾上提，上提时注意产妇感受。在不知道胎儿枕骨与母体骨盆关系时，可于上提墨西哥围巾后，双手攥紧墨西哥围巾，在产妇宫缩间歇期做轻柔、快速有节奏的上下筛动或车轮滚动式筛动。当知道胎儿枕骨与母体骨盆关系时，比如当胎儿处于左枕

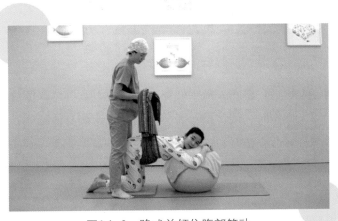

图14-3 跪式前倾位腹部筛动

后位或左枕横位时，可在上提墨西哥围巾后，双手攥紧墨西哥围巾在产妇宫缩间歇期时，往胎儿枕骨反侧即右侧缓缓拉动墨西哥围巾，连续多次重复该动作，此法有利于将胎儿枕骨带动到母体腹壁的前方以达到纠正异常胎方位的作用。

（3）仰卧位臀部筛动。

产妇取仰卧位姿势，躺在墨西哥围巾上，围巾覆盖住产妇下背部、臀部及大腿上1/3左右的位置，产妇双脚可屈曲也可自然伸直。然后在一两个人的协助下完成快速拖拉、摇摆筛动臀部，如图14-4所示。单人操作时，操作者面对产妇，双脚分开站于产妇身体大腿两侧，双手在同一个水平面上，上提墨西哥围巾轻轻兜住产妇臀部，接着双手分别以产妇可接受的速度，快速左右拖拉、摇摆筛动产妇臀部，该法也可起到减轻疼痛的作用。

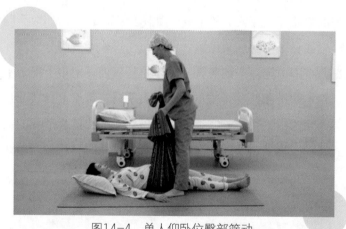

图14-4　单人仰卧位臀部筛动

当产妇体重较重，单人无法很好地完成操作时，可双人进行操作，如图14-5所示。双人操作时，两位操作者分别站立于产妇身体两侧，在同一水平轻轻上提墨西哥围巾兜住产妇臀部，接着两人分别先后往一侧拖拉以摇摆筛动产妇臀部。

2）缓解分娩疼痛

利用墨西哥围巾帮助产妇放松及减轻疼痛的方法有很多，下面简单介绍

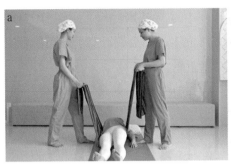
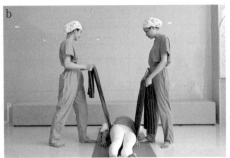

图14-5 双人仰卧位臀部筛动

几种常用的方法。

（1）利用墨西哥围巾进行骶尾部按摩压迫减痛。

如图14-6及图14-7所示，用墨西哥围巾包裹产妇腰部及臀部，产妇坐立于固定的有靠背的椅子上或站立位后仰靠于陪伴者身上，操作者面向产妇，双脚一前一后站立于产妇腿间前方，当产妇感觉疼痛不适的时候，操作者双手将墨西哥围巾拉向自己，使墨西哥围巾对产妇起到按摩压迫减痛的作用，也可于骶尾部放置按摩球，增加局部按摩压迫减痛的效果。

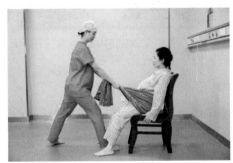
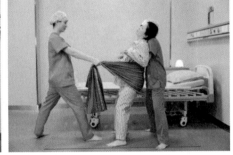

图14-6 坐位骶尾部按摩压迫减痛　　图14-7 站立位骶尾部按摩压迫减痛

（2）利用墨西哥围巾进行骨盆摇摆减痛。

产妇坐于分娩球上（图14-8），后背需有陪伴者保护和倚靠，亦可站立位后仰靠于陪伴者身上（图14-9），操作者面向产妇站立，用墨西哥围巾包裹产妇腰部及臀部，当产妇感觉疼痛不适的时候，操作者双手分别一前一后将墨西哥围巾拉向自己，使墨西哥围巾带动产妇的臀部及骨盆进行有节奏的摇摆运动。操作者也可以协助产妇采取手膝位或跪式前倾位（图14-10），用墨西哥围巾包裹产妇臀部，操作者站或跪立于产妇头侧，双手分别前后拉动墨西哥围巾，使墨西哥围巾带动产妇骨盆进行摇摆运动。

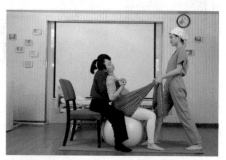

图14-8　坐位骨盆摇摆运动

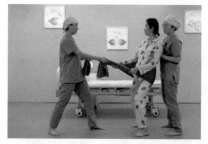

图14-9　站立位骨盆摇摆运动

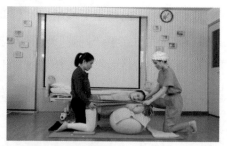

图14-10　手膝位/跪式前倾位骨盆摇摆运动

（3）利用墨西哥围巾进行背部按摩压迫或摇摆减痛。

产妇坐立于稳固的椅子上，操作者面向产妇，用墨西哥围巾包裹产妇肩背部，双脚一前一后站立于产妇腿间前方（图14-11）。当产妇感觉疼痛不适的时候，操作者双手将墨西哥围巾拉向自己，使墨西哥围巾对产妇肩背部起到按摩压迫减痛的作用，当产妇感觉疲乏时，该法也可很好起到支撑作用。除了压迫外，双手也可前后交替拉动墨西哥围巾，使墨西哥围巾带动产妇肩背部进行一定速度的有规律的运动，可以起到很好的放松舒缓解压的作用。

产妇与陪伴者或助产人员也可面对面坐立（图14-12），分别用墨西哥围巾包裹对方的肩背部，然后二者轮流拉动墨西哥围巾，用墨西哥围巾带动对方分别进行有规律的前倾后仰运动，该法具备一定的趣味性，当产妇与陪

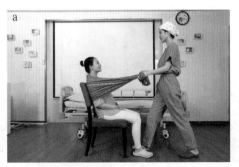

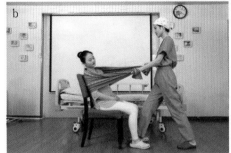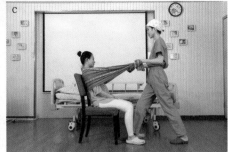

图14-11　墨西哥围巾协助肩背部压迫/摇摆运动

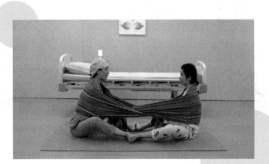

图14-12　墨西哥围巾协助前倾后仰运动

伴者做该操作时，也可很好增进彼此感情。

（4）利用墨西哥围巾进行腹部摇篮样按摩压迫减痛。

产妇采取站式前倾位（图14-13）或坐式前倾位（图14-14），操作者站立于产妇身后，用墨西哥围巾完全包裹产妇腹部，在产妇感觉宫缩疼痛时，操作者将墨西哥围巾朝腹部的反方向牵拉，可起到摇篮样按摩压迫减痛的作用。

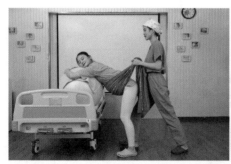 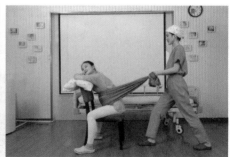

图14-13　站式前倾位腹部按摩压迫减痛　　图14-14　坐式前倾位腹部按摩压迫减痛

　　产妇也可采取手膝位（图14-15）或跪式前倾位（图14-16），操作者站在产妇身后用墨西哥围巾完全包裹产妇腹部，当产妇感觉宫缩疼痛时，可双手分别攥紧墨西哥围巾上提，也可单手攥紧墨西哥围巾上提，另一个手利用手掌或者拳头对产妇的骶尾部同时施加压力，以缓解骶尾部疼痛不适。

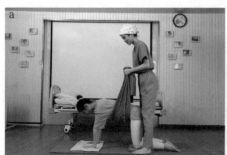 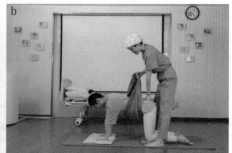

图14-15　手膝位腹部按摩压迫减痛

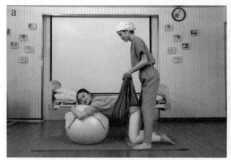 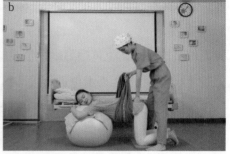

图14-16　跪式前倾位腹部按摩压迫减痛

（5）利用墨西哥围巾进行髋部或膝部挤压减痛。

A. 髋部挤压。

产妇采取手膝位（图14-17）或跪式前倾位（图14-18），操作者双脚分别跨站于产妇髋部两侧，并用墨西哥围巾完全包裹产妇腹部，当产妇感觉宫缩疼痛时，双手分别攥紧墨西哥围巾上提，同时操作者双膝夹紧产妇髋部，利用双膝对产妇髋部施以压力。

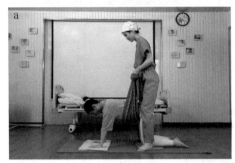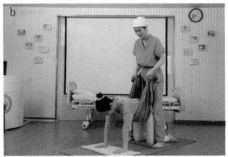

图14-17　手膝位髋部挤压减痛

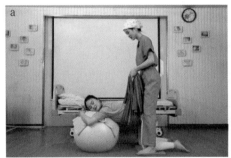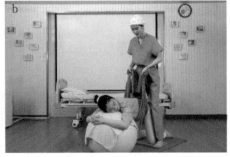

图14-18　跪式前倾位髋部挤压减痛

产妇采取坐位，坐立于固定的有靠背的椅子上，用墨西哥围巾包裹产妇腰部及臀部，操作者面向产妇，当产妇感觉疼痛不适时，操作者双手将墨西哥围巾拉向自己，并将墨西哥围巾进行反复交叉，使产妇的臀部及髋部被墨西哥围巾以产妇自感舒适的压力包裹起来（图14-19）。如若产妇自觉耻骨联合周围有疼痛或不适（非耻骨联合分离痛），也可在墨西哥围巾包裹产妇臀部及髋部的情况下，将墨西哥围巾靠近耻骨端的部分卷曲成一个小结卡入耻骨联合前方，起到局部压迫减痛的作用。

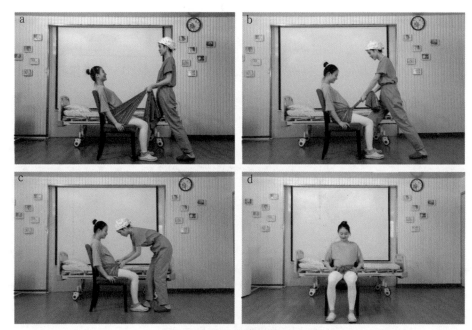

图14-19　坐位髋部挤压减痛

产妇采取站立位，围巾包住耻骨联合及髋部（不要包住产妇臀部及腹部），在产妇自感宫缩疼痛时，交叉围巾对其髋部进行挤压，可单人操作（图14-20），也可双人进行操作（图14-21），也可用一定的压力交叉围巾后，在骶尾部正中间拧紧墨西哥围巾形成一个小结卡在骶尾部上方，或加一个按摩球到骶尾部，可对骶尾部起到局部按压减痛的效果，如若在此基础上与陪伴者配合慢舞，镇痛放松效果更佳。

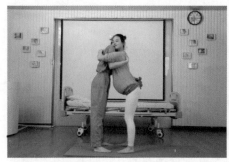

图14-20　单人站立位髋部挤压减痛

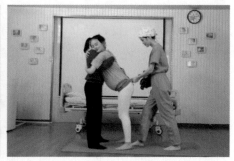

图14-21　双人站立位髋部挤压减痛

B. 膝部挤压。

产妇采取坐位，坐立于固定的有靠背的椅子上，用墨西哥围巾包裹产妇腰部及臀部，操作者面向产妇，双脚跨站于产妇两膝外侧，当产妇感觉疼痛不适时，操作者双手将墨西哥围巾拉向自己，同时双膝内收，利用双膝对产妇的膝部侧面进行挤压（图14-22）。操作者双脚也可以站于产妇双脚正前方，在产妇感觉不适时，利用双膝对着产妇的膝盖正面进行反向挤压（图14-23）。

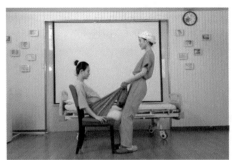 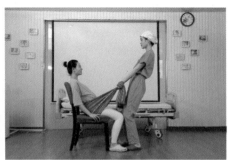

图14-22　坐位膝部侧面挤压减痛　　　图14-23　坐位膝部正面挤压减痛

（6）利用墨西哥围巾协助产妇腿部摆动放松。

产妇坐于床沿，然后采取仰卧休息体位，身体完全放松，操作者利用墨西哥围巾托起产妇小腿，使小腿与大腿及躯干在同一直线上（图14-24），抑或托起小腿，使小腿与躯干平行，但与大腿垂直（图14-25），然后操作者双手分别前后拉动墨西哥围巾，使墨西哥围巾带动产妇的腿部进行一定速度的摆动放松。该方法产妇将腿部的力量完全交由墨西哥围巾带动其进行被

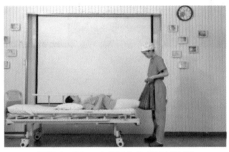 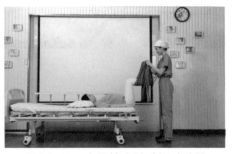

图14-24　小腿被动摆动放松　　　　　图14-25　小腿抬高被动摆动放松

动运动，可使产妇的腿部及盆底处于放松的状态。小腿被动抬高，使其与身体平行但与大腿垂直，也有助于下背部的肌肉得到一定的放松。

（7）利用墨西哥围巾协助产妇头部放松。

产妇头部枕于墨西哥围巾上，操作者双手轻轻垂直拉起墨西哥围巾承托住产妇头部的重量，接着双手分别上下拉动墨西哥围巾，使产妇头部跟随着墨西哥围巾进行一定速度的摆动（图14-26），注意摆动速度以产妇自感舒适为宜。此时可关闭或调暗房间灯光，播放柔和的音乐，也可配合其他方式如芳香疗法进行应用，比如在墨西哥围巾上滴上几滴产妇喜欢的适合其个体情况的芳香精油等，这样可让产妇在产程中很好得到放松和休息，甚至可以小睡一会儿。

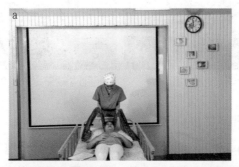

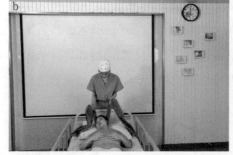
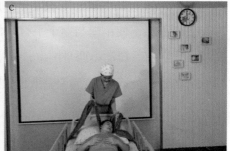

图14-26　利用墨西哥围巾协助头部放松

（8）利用墨西哥围巾协助产妇颈部拉伸放松。

当产妇觉得颈部酸痛时，也可用墨西哥围巾协助产妇进行颈部拉伸放松。产妇仰卧于床上，操作者站于床头一侧，用墨西哥围巾置于产妇颈下，然后操作者双手按照产妇自觉舒适的频率和力度，将墨西哥围巾往自己的方向拉动，使墨西哥围巾协助产妇颈部进行拉伸（图14-27）。同样，如若此时关闭或调暗灯光，播放柔和的音乐，并配合其他方式如芳香疗法进行应用，效果更佳。

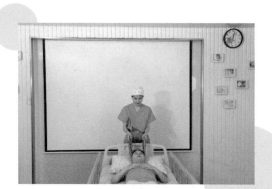

图14-27　利用墨西哥围巾协助颈部拉伸放松

（9）利用墨西哥围巾的须边对产妇进行轻触按摩。

一些带须边的墨西哥围巾，也可以很好地起到轻触按摩的作用。产妇采取休息体位，操作者利用墨西哥围巾的须边扫动轻触产妇的全身（图14-28）。同样，如若此时关闭或调暗灯光，播放柔和的音乐，并配合其他方式如芳香疗法进行应用，效果会更佳。

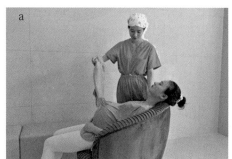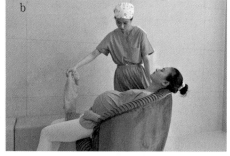

图14-28　利用墨西哥围巾对产妇进行轻触按摩

3）矫正悬垂腹促进胎头入盆

（1）自我腹部托起。

用墨西哥围巾围住产妇下腹部，向后拉动墨西哥围巾，使墨西哥围巾对产妇的下腹部形成一定的承托力量，然后将墨西哥围巾在产妇的后背交叉并将尾端搭在产妇肩膀上挂于其胸前，嘱产妇双手拉住挂于胸前的墨西哥围巾（图14-29）。在此基础上，产妇双脚打开比肩膀稍宽，膝关节微屈，接着产妇可自行依靠墙壁做骨盆的前后及左右的摇摆运动，也可于陪伴者或助产人员的协助下进行骨盆的摇摆运动。

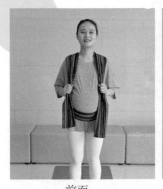 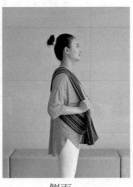 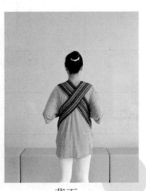

前面　　　　　　　　　　侧面　　　　　　　　　　背面

图14-29　自我腹部托起

（2）双人腹部托起。

在产妇利用墨西哥围巾自我腹部托起的基础上，操作者双脚一前一后站在产妇的身后，其中前方的那只脚站在产妇两腿间，然后让产妇臀部倚靠在操作者前脚的大腿处，操作者双手托住产妇腹部最下方，与产妇一起将腹部往上提、往内收（图14-30），最好是做到往上提5 cm、往内

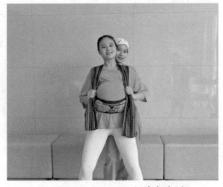

图14-30　双人腹部托起

收2～2.5 cm，并在这种情况下协助产妇进行左右摇摆运动，可很好地促进胎头入盆。

4）扩张产道

墨西哥围巾可以协助产妇摆放一些体位，以达到扩张产道、促进产程进展的作用。应用时，评估宝宝的胎头到达了哪一个骨盆平面及其胎方位如何尤其重要，否则效果会适得其反。通常利用墨西哥围巾协助摆放一些体位以扩张产道为目的，多以扩张出口平面居多。具体方法如下。

（1）墨西哥围巾协助单人蹲位。

在产房没有悬吊装置的情况下，可将墨西哥围巾两端对折，并在尾端处绑一个稳固的结，然后将有结的一段置于门的一侧，将门关闭后即可形成一个简易的自制的悬吊装置，如图14-31所示。

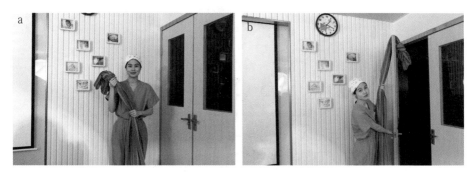

图14-31　自制悬吊装置

产妇可于第二产程中双手持墨西哥围巾进行蹲位用力（图14-32），帮助更好打开骨盆，以及利用重力作用加速胎头下降；也可采取蹲位时保持身体前倾、臀部上翘及膝盖靠拢（图14-33），这样可更大化地打开骨盆出口平面。应用该方法时最好有助产士或者家属于产妇身后对产妇进行保护，预防产妇跌倒等情况发生。

（2）墨西哥围巾协助双人蹲位。

操作一：操作者采取站立位，将墨西哥围巾从腋下缠过产妇背部，并攥紧墨西哥围巾拉向自己，使墨西哥围巾给产妇予以支撑的力量，产妇此时双

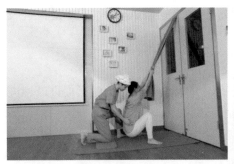 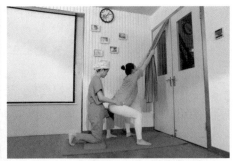

图14-32　墨西哥围巾协助单人蹲位　　图14-33　墨西哥围巾协助单人蹲位
　　　　　操作一　　　　　　　　　　　　　　操作二

手也抓稳墨西哥围巾，并在墨西哥围巾的帮助下，在有宫缩时进行蹲位用力
（图14-34）。

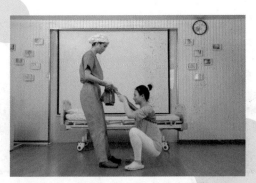

图14-34　墨西哥围巾协助双人蹲位操作一

　　操作二：将墨西哥围巾短端对折，操作者采取站立位，并如同披披肩一
样将墨西哥围巾披于自己的肩膀上，产妇此时可面向或背向操作者，在宫缩
的情况下，产妇双手分别攥紧墨西哥围巾进行蹲位用力（图14-35）。

　　操作三：操作者采取坐位，产妇背对操作者采取蹲位，双手支撑于操作
者的大腿处，操作者用墨西哥围巾兜住产妇的臀部并向上提，给产妇以支撑
的力量，在此基础上，可协助产妇进行骨盆的摆动（图14-36）。

　　（3）墨西哥围巾协助跪式前倾位。

　　操作者采取坐位或站立位，将墨西哥围巾从腋下缠过产妇背部，并攥

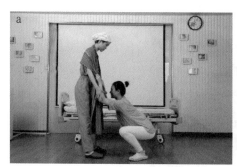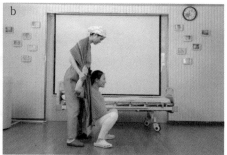

图14-35 墨西哥围巾协助双人蹲位操作二

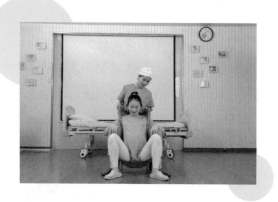

图14-36 墨西哥围巾协助双人蹲位操作三

紧墨西哥围巾拉向自己,使墨西哥围巾给予产妇支撑的力量,产妇此时用手攥紧墨西哥围巾面向操作者采取跪式前倾位,并在宫缩时进行用力,如图14-37所示。

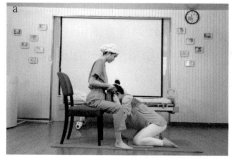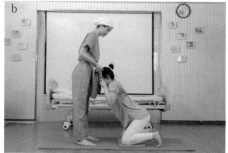

图14-37 墨西哥围巾协助跪式前倾位

（4）墨西哥围巾协助三人蹲位。

操作一：陪伴者坐于稳固的凳子上，产妇背对陪伴者采取蹲位，双手支撑于陪伴者的大腿处，操作者将墨西哥围巾兜住产妇腰骶部及臀部，并将墨西哥围巾拉向自己给产妇以支撑的力量（图14-38）。此时陪伴者可于身后给产妇予以按摩和鼓励，操作者也可拉动墨西哥围巾协助产妇进行骨盆摆动。

操作二：操作者面对面抱紧产妇坐于稳固的凳子上，陪伴者用墨西哥围巾兜住产妇的腰骶部及臀部或穿过腋下兜住产妇的上背部，然后双脚一前一后站在操作者身后面向产妇，并将墨西哥围巾拉向自己，给产妇以支撑的力量。操作者可将两腿打开，让产妇的臀部悬空，产妇臀部此时越往下，出口平面打开的程度就越大，在到达产妇能承受的高度且操作者能确保产妇安全的情况下，操作者可通过踮脚及左右移动双膝，带动产妇骨盆进行上下颠动及左右摇摆运动，如图14-39所示。

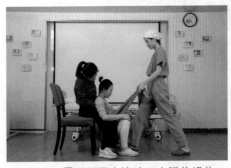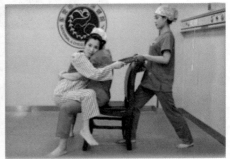

图14-38　墨西哥围巾协助三人蹲位操作一　图14-39　墨西哥围巾协助三人蹲位操作二

操作三：操作者双脚一前一后稳步站立，手持墨西哥围巾将其兜住产妇臀部，将墨西哥围巾拉向自己，利用墨西哥围巾给蹲位的产妇以支撑的力量。陪伴者可蹲或坐于产妇身后，双手扶住产妇，给产妇以支撑的力量，同时可与操作者一起协助产妇在此体位的基础上进行骨盆的左右摇摆运动，如图14-40所示。

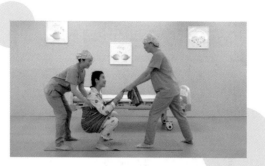

图14-40 墨西哥围巾协助三人蹲位操作三

（5）墨西哥围巾协助悬吊位。

产妇双手抓住头顶的墨西哥围巾，使墨西哥围巾牵拉自己呈悬吊位，陪伴者于身后扶住产妇髋部对其进行保护，可视情况而定协助产妇进行骨盆的左右摆动，如图14-41所示。悬吊位可有效利用重力，同时牵拉产妇躯干，可使骨盆更放松，有助于纠正胎头不均倾及角度，也可增大骨盆关节的活动度以及使胎头更适于骨盆。

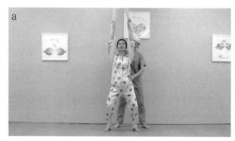
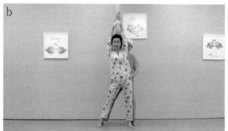

图14-41 墨西哥围巾协助悬吊位

5. 结束及评价

做好相关数据的评估及记录，如产妇的生命体征、舒适度、胎心情况、宫缩情况、产妇自觉症状、胎方位变化等，评估疼痛是否减轻、舒适度是否有提高、产程是否有进展、异常胎方位是否有所改变等。

四、墨西哥围巾在产程中应用的注意事项

（1）墨西哥围巾纠正异常胎方位时一般是宫缩间歇期使用，缓解疼痛时一般是宫缩期使用。

（2）筛动、抖动等都应注意速度和力度的把控。

（3）操作过程中注意询问产妇的自身感受。产妇采取仰卧位时，注意床头应摇高或垫高，不能让产妇完全平躺过久，以免仰卧位低血压的发生，影响胎儿胎盘血供；采取跪位时注意保护膝盖；采取蹲位注意避免时间过长，以免腿部压迫过久影响血供导致腿麻；采取悬吊位时也应注意避免时间过长，以免损伤臂丛神经。

（4）利用墨西哥围巾及门制作简易悬吊装置时，注意所绑的结的牢靠性，以及注意将门反锁，以免在做体位时，有人开门导致产妇跌倒等情况发生。

（5）墨西哥围巾的规格要求：一般墨西哥围巾的规格要求为长约2.7 m，不包括两边的流苏，两端的流苏大约为15.5 cm，总长度约为3 m，宽为68.5 cm。

（6）墨西哥围巾的清洗：墨西哥围巾一用一清洗；有些必须手洗，有的可以机洗；为避免损坏，最好应用清洗袋清洗；不漂白；精细洗涤循环或手洗；使用温和的肥皂；带须边的围巾应将须边绑起来清洗，以免清洗后须边互相缠绕；最好不用滚筒烘干，自然干燥；清洗后，可以用手指或用干燥的刷子轻轻直接梳理条纹；用专用袋子或盒子保存；定期检查完好性，异常者及时更换。

参考文献

［1］IVERSEN M L，MIDTGAARD J，EKELIN M，et al. Danish women's experiences of the rebozo technique during labour：a qualitative explorative study ［J］．Sex Reprod Healthc，2017，11：79-85.

［2］COHEN S R，THOMAS C R. Rebozo technique for fetal malposition in labor［J］．J Midwifery Womens Health，2015，60（4）：445-451.

［3］PAUL J A，YOUNT S M，BREMAN R B，et al. Use of an early labor lounge to promote admission in active labor［J］．J Midwifery Womens Health，2017，62（2）：204-209.